产后，
由内而外的
修复

张若冰 著
张茜玥

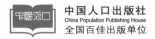
U0334116

中国人口出版社
China Population Publishing House
全国百佳出版单位

图书在版编目（CIP）数据

产后，由内而外的修复 / 张若冰，张茜玥著 . —北京：中国人口出版社 ,2023.11
ISBN 978-7-5101-9525-9

Ⅰ . ①产… Ⅱ . ①张… ②张… Ⅲ . ①产褥期－妇幼保健 Ⅳ . ① R714.6

中国国家版本馆 CIP 数据核字 (2023) 第 202048 号

产后，由内而外的修复
CHANHOU，YOU NEI ER WAI DE XIUFU

张若冰　张茜玥　著

责 任 编 辑	于艳慧	
装 帧 设 计	尚世视觉	
责 任 印 制	林　鑫　任伟英	
出 版 发 行	中国人口出版社	
印　　　刷	香河县宏润印刷有限公司	
开　　　本	710 毫米 ×1000 毫米　1/16	
印　　　张	12.5	
字　　　数	145 千字	
版　　　次	2023 年 11 月第 1 版	
印　　　次	2023 年 11 月第 1 次印刷	
书　　　号	ISBN 978-7-5101-9525-9	
定　　　价	88.00 元	

电 子 信 箱	rkcbs@126.com
总编室电话	（010）83519392
发行部电话	（010）83510481
传　　　真	（010）83538190
地　　　址	北京市西城区广安门南街 80 号中加大厦
邮　　　编	100054

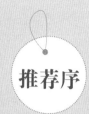

推荐序

随着经济社会的发展，人们知识水平的提高以及生活观念的进步，广大女性越来越重视自我形体管理，尤其是育龄产后女性。妊娠、分娩及哺育带来的巨大形体变化及部分生理功能改变，导致她们产生很多心理困惑甚至是精神障碍，这严重影响了她们乃至家庭生活的幸福与和谐。

遗憾的是，就目前而言，社会大众对此的重视程度尚显不足，使得这些痛苦中的女性陷于长期无助和无奈。现如今，虽然中国的产后形体管理及康复事业如同喷薄欲出的朝阳，但远未达到普惠效果。不过，其发展空间无限，未来一定会是一个集妇产科学、医疗美容、康复健美、妇幼保健、生物医药、中医养生等多领域，家喻户晓的时代热点发展项目。

可喜的是，在医疗整形美容行业辛勤耕耘且已有建树的张若冰教授，多年来以其独到的见解，远大的眼光，投身于女性产后形体康复事业，并使之与医疗整形美容完美地结合在一起，使得产后形体康复效果事半功倍！

张若冰教授领衔撰写的这部著作，致力于大众科普，文字通俗易懂，是一部紧跟时代潮流、难得的专业人员及普罗大众都能参考的著作。

我相信这本书的面世，一定会惠及深陷困惑中翘望科学指导的广大育龄女性！

黄金井

中国医学科学院北京协和医学院

整形外科医院

2023 年 5 月 1 日于北京

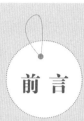

前 言

随着人们生活水平和知识水平的不断提高，广大女性对形体管理有了更高标准的需求，尤其是育龄产后女性，她们对身体和心理有着双重的康复需求。"产后康复"这个词已经被许多女性所熟知并接受，一些生育过后的女性开始选择产后修复对身体进行复原和重塑。产后康复在帮助产后女性科学地完成健康修复的同时，还可以令其达到自然塑形的效果，为她们身体的进一步恢复和健康打下必备基础。因此，女性形体管理正日益成为医疗美容的一门独立专业学科。

产后康复的重要性不言而喻。首先，如果女性产后恢复得不好，会导致其身体留下许多隐患；其次，产后康复可以促进人体血液循环，改善女性由怀孕和分娩造成的身体问题，促进体形、子宫、心理恢复等，让产后女性从身体到心灵都能达到一个良好的状态，尽快回到正常的生活状态和健康状态。

那么，产后修复的要点和注意事项有哪些呢？我们具体应该如何进行产后修复呢？这些就是我们这本书要讲的内容。

从怀孕到生产再到产后修复，这是年轻育龄女性身体蜕变的全过程。然而，对于广大女性来说，怀孕的喜悦很快就被产后的困扰所替代，因为大多数女性产后不仅肚子变大了，出现身材变形等肉眼可见的变化，而且还可能有别人看不到但自己能体会到的身体状况，比如，打个喷嚏漏尿了，"下面"变松了，骨盆疼痛、腰背酸痛等。

由于身体完成一次分娩新生命的使命之后，参与生产分娩及被分娩影响过的身体器官都需要归位和恢复，因此产后修复变得非常有必要。产后修复不仅可以调理女性的身体，使体形恢复到或接近孕前的状态，而且能够补气养血、调理心肺、促进子宫恢复等，使女性保持健康。尤其是对于盆底肌的损伤，通过正确的产后康复训练，就能够缓解或消除女性难言的痛苦。但对于产后修复，妈妈们有很多疑问，比如：

有问题的话什么时候开始修复才是科学的？

身体能够自行恢复到产前的状态吗？

如果有问题却不修复有哪些危害？

产后已经过了三五年还有必要做产后修复吗？

自己在家可以修复盆底肌吗？

我是剖宫产，也需要做盆底修复吗？

…………

这些问题说明女性对于自身的状态和是否能够有效、科学地进行产后修复存在一定的认知盲区，所以，每个妈妈都要上好产后修复这堂课。

无论是自然分娩还是剖宫产，有问题的话都需要进行修复；不管是产后一年还是好几年，如果存在盆底肌和腹直肌方面的问题，都需要尽早考虑修复，修复得越早越能获得更好的效果。

女性在分娩完成后，全身各器官除乳房外均逐渐恢复至或接近妊娠前的状态，具体包括以下 7 方面的修复。

（1）生殖系统：产后 6~8 周，子宫逐渐恢复至孕前状态；外阴及阴道水肿逐渐消失，恢复弹性；盆底组织因怀孕、分娩出现的部分改变在产后不能恢复到孕前状态，应避免产后过早进行体力劳动，需要增加产后盆底功能训练。

（2）循环系统：产后血容量由于接受子宫血液而增加，在产后2~6周恢复到孕前水平。

（3）血液系统：产后早期血液呈高凝状态，白细胞水平较高，血小板数量有所上升，贫血可能继续存在，均需要一定时间恢复正常。

（4）消化系统：妊娠期胃肠张力及蠕动减弱，胃液中盐酸分泌量减少，产后1~2周恢复正常。

（5）内分泌系统：不哺乳的女性通常产后6~10周月经复潮，恢复排卵；哺乳期的女性一般不来月经，在产后4~6个月恢复排卵。

（6）免疫系统：逐渐恢复其功能。

（7）腹壁：妊娠纹机化成瘢痕，腹壁张力通常需要6~8周恢复，如营养充分、运动和锻炼适当，能够接近孕前的状态。

产后身体修复应循序渐进，因有的女性产后存在腹直肌分离等身体状况，不是每种运动都可以进行，故应求助医生、专业的理疗老师或瑜伽老师进行指导，逐步恢复体能和身材。产后修复主要包括以下3个方面。

（1）维持乳房形状：注意常戴胸罩，因为乳房组织需要支撑和承托；

（2）改善体态：孕产期由于怀孕分娩产生的体重改变、体态变化，需要在产后进行调整和改善；

（3）盆底肌的修复：盆底肌力量修复可避免子宫脱垂及老年性的妇科疾病，所有肌群的恢复可以靠日常的凯格尔锻炼以及产后修复的指导，建议去医院的盆底康复门诊，专业医生会给出相应指导，盆底肌康复后，可预防漏尿、性生活不和谐，以及老年性妇科疾病。

产后修复需要科学合理地进行，做得好有助于改善产后身体的一系列问题，还会使身体和形象接近产前的状态。

很多女性分娩后，不仅身材变胖，而且长相变化也很大（主要是年龄显大）。很多人都说女性生一次孩子要老3~5岁，这种变化真的令人惶恐，但也有些女性分娩后身材和容貌变化不太明显。之所以会有这么大的区别，与女性生产前的保养以及生产后的修复有一定的关系。

产后修复是一个既"综合"又"系统"的过程，涉及妇产科、康复塑形、运动、营养等多个方面，很难用一篇文章讲透，所以有必要通过一本书来给广大女性进行科普和指导。

本书主要讲解了女性产后的身体恢复、心情调节、饮食、睡眠、运动等几个方面的内容，希望为育龄女性在产后修复过程中提供一些帮助。遇到具体情况请咨询医生，本书只作为参考。

著者

2023 年 3 月 13 日

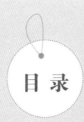

目 录

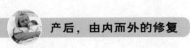

第一章

概论

育龄女性身体结构特点

育龄妇女，顾名思义是对处于可以生小孩的年龄段的妇女的统称，即处于生育时期的妇女。年龄段一般处于15~49岁，其中，23~30岁属于最佳生育期。

育龄妇女年龄构成的特点是低年龄段人口所占比重大，处于该生理过程中如不注重保健，不仅将直接影响妇女自身的健康，还会影响胚胎的发育和下一代的健康。遗传、生活习惯、睡眠、营养等都会影响体质，先天体质差的育龄妇女可寻求合格的医师，在准备怀孕前半年开始调养身体。

作为一个女性，尤其是身体发育完整、为繁衍下一代做好准备的育龄女性，身体的结构有哪些特点呢？女性特殊的身体结构既神奇又复杂，它既有美学的价值，又和整个生命的延续息息相关。它既能维持女性的第二性征，又能孕育新的生命，并为新生命提供营养。

医学上将女性的生殖系统分成内生殖器和外生殖器两部分，长在体表的即为外生殖器，长在体内的即为内生殖器。外生殖器包括阴阜、阴蒂、大阴唇、小阴唇和阴道前庭等；内生殖器包括阴道、子宫、输卵管和卵巢。

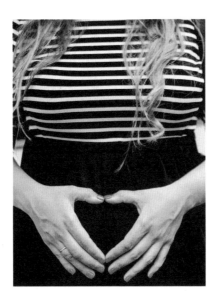

生殖系统是产生生殖细胞、繁殖后代、分泌性激素、维持副性征的器官。此外，女性还有一个很重要的器官——乳房。乳房对人类的繁衍具有重要的作用，同时也是女性重要的性感区。乳房，或者说乳腺，是经过改良的汗腺，女性的乳房无论形状、大小如何，它们主要的生理功能是分泌乳汁，喂养婴儿，象征着人类对食物的需要。对于育龄期的女性来说，在生育方面需要重点了解以下 5 个方面。

1. 阴道

阴道为肌性管道，阴道前壁长 7~9 厘米，紧贴膀胱和尿道，后壁长 10~12 厘米，与直肠相邻。阴道内分布着许多腺体，可以分泌弱酸性的液体，从而保护阴道。随着年龄的增长，阴道的肌肉组织会变得松弛，失去弹性，同时阴道内腺体分泌液体的能力也会减弱，阴道会变得干涩，并且容易被细菌感染。

2. 子宫颈

子宫颈下 1/3 突出于阴道内，是子宫体下部的延续。子宫颈主要由结缔组织组成，偶有散在的平滑肌纤维。它突入阴道腔的部分长 1~2 厘米。子宫颈内腔呈梭形，称为子宫颈管，其下端称为子宫颈外口，通向阴道；上端称为子宫颈内口，与子宫腔相连。子宫颈内含有腺体，可分泌一种黏液，即宫颈黏液。宫颈黏液的性状和量的多少，与子宫内膜一样，受卵巢功能的影响并呈明显的周期性变化。

3. 子宫

子宫位于骨盆腔内，在膀胱与直肠之间，形状似倒置的梨形，前后略扁。子宫上端较宽，称为子宫体，其顶部两侧输卵管开口之间的部分称为子宫底，宫底两侧称为子宫角，下端变细呈圆柱形的为子宫颈，其末端突入阴道内。子宫内膜有周期性脱落现象，这就是月经。

4. 输卵管

输卵管是从子宫底部左右两端伸出的一对弯曲的管道，全长 8~12 厘米。外端呈喇叭状，位于卵巢附近，内侧开口于子宫角部的宫腔内。输卵管的主要作用是把卵巢排出的卵子输送到子宫腔内。卵子与精子的结合在输卵管壶腹部进行，受精卵借助输卵管的蠕动和纤毛的推动，约一周后被送到子宫腔的内膜上着床，这时便认定为"已妊娠"。输卵管壁由三层构成，外层为浆膜层，中层为平滑肌纤维，平滑肌收缩，输卵管从外端向近端蠕动，从而协助受精卵向子宫运行。内层为黏膜层，由单层柱状上皮细胞组成，上皮细胞分纤毛细胞、无纤毛细胞、楔状细胞及未分化细胞四种。纤毛细胞的纤毛向子宫腔方向推动，协助运送受精卵；无纤毛细胞有分泌作用；楔状细胞为无纤毛细胞的前身；未分化细胞为上皮的储备细胞。从输卵管捕获卵子到受精卵被送到子宫内需要 3~6 天。

5. 卵巢

卵巢左右各一，位于盆腔内子宫的两侧，为对称扁椭圆形结构。卵巢是女性的性腺，其功能是产生成熟的卵子和分泌女性激素（雌激素、孕激素和极少量的雄激素）。这些激素对女性的机体有着十分重要的作用，尤其是雌激素分泌水平是否正常，直接影响到女性的外表，包括皮肤和身材。成熟女性的卵巢每个月都将发生一次周期性变化并排出卵细胞，排卵大约在月经周期的第 14~16 天，排卵后卵子的存活时间约为 24 小时，此时，卵子如进入输卵管并遇到精子即受精成为受精卵。

孕期生理机能改变

孕期包括孕早期、孕中期和孕晚期，怀孕 1~14 周称为孕早期，又称为早期妊娠。确定是否为早期妊娠很重要，一则可以及早采取措施，保护胎儿的生长发育；二则不需要生育时可以早一点作人工流产，减轻孕妇的痛苦；三则还可以及早发现宫外孕，防止发生意外。有过生育经验的妇女，多数能够较早地判断自己是否怀孕，初婚妇女或从未生育过的妇女，一般缺乏这方面的经验。

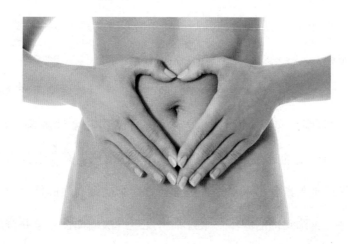

妇女怀孕后，身体内会发生一系列的生理变化，怀孕早期的变化主要有以下 5 个方面。

1. 停经

停经是怀孕早期最早、最重要的"信号"。凡是月经周期一向正常的已婚育龄妇女，如果月经过期超过 10 天，就应考虑是否有怀孕的可能；如停经超过 2 周，需要到医院检查原因，或者可以自行使用早孕试纸或验孕棒以确定是否怀孕。妇女常常因环境变化和精神上受到刺激而出现停经或月经推迟的现象，年轻妇女和更年期妇女也往往会出现月经不调，所以停经未必就是怀孕；哺乳期妇女月经虽尚未恢复，但也可能怀孕；食欲改变、恶心呕吐也可能是胃部疾病所致；小便次数增多也可能是由泌尿系统感染引起的。所以说，已婚妇女出现上述这些变化，仅仅表示有早孕的可能，但不一定是怀孕，故需要到医院做进一步的检查。

2. 早孕反应

多数妇女怀孕 6 周以后可出现头晕、乏力、嗜睡、唾液分泌增多、食欲不振、恶心呕吐等现象，呕吐多在清晨或空腹时发生。有些孕妇特别喜好吃酸性和生冷的食物。上述这些现象称为早孕反应，一般在怀孕 12 周左右自行消失。少数人的早孕反应比较严重，持续时间也较长。

3. 排尿次数增多

早期妊娠，若增大的子宫呈前位，可压迫膀胱而出现尿频。妇女怀孕 8 周以后，可能有排尿次数增多的现象，这是由于子宫增大后压迫和刺激膀胱引起的。怀孕 12 周以后，子宫超出盆腔，膀胱不再受压迫和刺激，尿频症状自行缓解。

4. 乳房发生变化

怀孕后，在雌激素和孕激素的共同作用下，于第 8 周起，乳房逐渐增大，乳头和乳晕部位颜色加深，乳头周围有深褐色结节等现象，12 周以后还可能有少许清水样乳汁分泌。

5. 基础体温发生变化

日常测量基础体温的妇女可以通过基础体温的变化来判断是否怀孕。妇女正常的基础体温呈双相型，即排卵前较低，排卵后升高，如月经到期未来潮，体温升高后不再下降，并保持在 18 天以上，这时表示已经怀孕。

除了以上这些常规的生理机能改变之外，孕期带来的局部变化也非常明显，主要有以下 4 个方面。

1. 外阴、阴道的变化

（1）外阴伸展性增强，局部充血，皮肤增厚，大小阴唇色素沉着，大阴唇的血管增多，结缔组织变松软。

（2）阴道伸展性增强，阴道黏膜着色增厚，褶皱增多，结缔组织变松软。

（3）阴道的防御功能增强。阴道的脱落细胞增多，分泌物呈糊状。阴道的酸碱度也发生改变。由于受大量雌激素和孕激素的影响，阴道上皮细胞内的糖原经乳酸杆菌的作用分解成乳酸，使阴道内的酸性增强，有利于防止细菌感染。

2. 子宫的变化

（1）停经，子宫逐渐增大、变软，孕 12 周时，子宫增大超出了盆腔。由于盆腔左侧有乙状结肠，所以在孕晚期子宫多有不同程度的右旋。

（2）宫腔容积增大，由非孕期的 10 毫升增大到足月妊娠的 5000 毫升。子宫峡部也被拉长变薄，在孕 12 周开始逐渐拉长，由非孕期的 1 厘米拉长至足月的 7~10 厘米。子宫颈充血、水肿、变软，颈管的腺体分泌物增多，形成黏液栓，防止细菌侵入。

3. 卵巢的变化

卵巢停止排卵，体积略微增大，妊娠 10 周前由黄体产生雌、孕激素以维持妊娠，10 周后黄体功能由胎盘取代。

4. 乳房的变化

孕早期乳房明显增大、充血，乳头着色变黑，乳晕上的皮脂腺形成蒙式结节。胎盘分泌的大量雌激素刺激乳腺管发育，孕激素刺激乳腺腺泡发育，乳腺开始逐渐发育完善，为哺乳做好准备。孕晚期乳房会有稀薄的淡黄色初乳流出。此时应注意乳房的护理，避免过度刺激乳头，以免引起宫缩。

妊娠期的全身变化如下所述，主要包括 5 个方面。

1. 循环系统的变化

（1）妊娠期心脏的变化。

心脏位置发生了改变，膈肌升高，使得心脏向左、向上、向前移位。心脏容量增加，从孕早期到妊娠的末期约增加 10%，同时血流量和血流的速度也增加，孕晚期心率一般每分钟可以增加 10~15 次。

心输出量和血容量增加。首先，心输出量的增加是从孕 10 周开始，在孕 32~34 周达到高峰，一直维持到分娩。其次，临产后，特别是在第二产程，心输出量又有明显的增加。

血容量的增加从孕 6 周开始，孕 32~34 周达到高峰，血容量平均增加约 1450 毫升，增加 40%~45%，其中血浆平均增加约 1000 毫升，红细胞平均增加 450 毫升，由于血浆量增加多于红细胞增加，血液被稀释，使妊娠期容易出现生理性贫血。

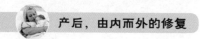

（2）静脉压的改变。

妊娠使盆腔血液回流量增加，子宫右旋压迫下腔静脉，使血液回流受阻，易引发下肢及会阴静脉曲张、痔疮。长时间仰卧位时，还可以引起回心血量减少，心输出量降低，使血压下降，称为仰卧综合征，也叫作仰卧位低血压综合征。

（3）血液成分的改变。

首先是红细胞的改变，妊娠期骨髓不断地产生红细胞，网织红细胞轻度增多，但由于血液稀释，红细胞计数、血红蛋白和血细胞比容较非妊娠期下降。孕期易出现缺铁性贫血，为了满足胎儿的生长发育，并适应母体各个器官的需要，到了孕中晚期，孕妇应注意增加含铁丰富的食物的摄入。其次是凝血因子增加，血小板无明显的改变，血液处于高凝状态，有利于防止产后出血。最后是血浆蛋白的变化，妊娠期主要是清蛋白减少，由于血液稀释，自孕早期开始降低，到了孕中期，血浆蛋白为 60~65 克/升，一直维持到分娩。

2. 泌尿系统的变化

肾血浆流量和肾小球滤过率均有所增加，妊娠期由于代谢产物增加，加大了母体的肾脏负担，肾血浆流量比非孕期增加 35%，肾小球滤过率比非孕期增加 50%。由于肾血浆流量和肾小球滤过率受体位影响，仰卧位时尿量增加，所以在孕期夜尿有所增加。

3. 呼吸系统的变化

孕早期胸廓加宽加大，横膈上升，呼吸时横膈活动的幅度也会增加。

孕中期肺通气量的增加比例大于耗氧量的增加比例，有利于为孕妇和胎儿提供所需的氧气。孕晚期孕妇以胸式呼吸为主，气体交换保持不减。由于膈肌上升，孕妇呼吸较深，平卧后呼吸有困难，所以应选择侧卧位或者垫高头部，以缓解症状。

4. 消化系统的变化

孕早期孕妇会出现不同程度的恶心、呕吐、食欲不振等早孕反应，一般在孕 12 周消失。孕中晚期由于受雌激素的影响，消化道平滑肌张力降低，肠蠕动减少和减弱，胃排空的时间延长，孕妇常会出现上腹部的饱胀感。由于妊娠期子宫逐渐增大，胃部受压，贲门的括约肌松弛，胃内容物反流到食管的下部，易引起胃的烧灼感；肠蠕动减弱，容易出现便秘。

5. 妊娠期的其他变化

（1）体重的变化。

孕期体重增长的原因包括胎儿、胎盘、羊水、子宫、乳房、血液、组织液，以及脂肪的堆积，对于孕前体重正常的女性，最理想的孕期体重是在原体重的基础上增长 12.5 千克。

（2）矿物质的需求量增加。

胎儿的生长发育需要大量的钙、磷、铁等矿物质，因此在孕期应当注意矿物质的补充。

（3）皮肤的变化。

孕期雌激素增多致使黑色素增多，皮肤易出现色素沉着，导致出现妊娠斑。

孕期形体改变预防措施

对于大多数年轻爱美的孕妇来说，她们总是担心生完孩子不好恢复，担心自己的身材走样，无法减掉肚子上的层层赘肉。还有的孕妇担心生孩子会影响自己的颜值，害怕自己的肤色变黄，容颜衰老。其实这类担心并非空穴来风，怀孕对于女性来说是一件非常有负担的事情，身材走样、皮肤变差都是常事。

把"怀孕、生产"和"身材变形"画上等号，问题主要出在怀孕时体重失控，增加过多，产后势必难逃一场艰巨的"减肥战争"。

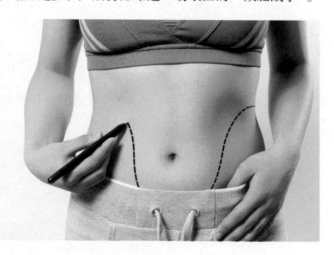

对于怀孕生产给女性体重带来的影响，有机构专门针对几百名女性做过研究，记录从怀孕初期到生产后一年的体重变化。研究结果发现，怀孕时体重增加正常的情况下，女性生产后一年的体重平均只比怀孕前增加了1~1.5千克；但是怀孕时体重超过标准的女性，在生产后一年体重仍然很难恢复。

怀孕期间体重增加应该控制在10~15千克，这样在生产后半年左右，体重会自然地慢慢恢复。现代人怀孕时容易吃得过量，动得少，体重超过建议值的情况很普遍，而这正是多数女性产后恢复身材很困难的主要原因。因此医师和营养师一致认为，要想避免产后肥胖，最好的方法就是从怀孕开始就做好体重管理。

不少女性由于怀孕了，就不再在乎自己身材的变化了，也有一部分人在观念上希望胎儿营养好，所以就为了宝宝"牺牲"自己。其实，现代社会不缺吃喝，孕妇和胎儿多数会超重，而极少会出现营养不良的情况。

孕早期较非孕期的确对营养素的需求有所增多，包括叶酸在内的B族维生素及镁、碘、钾、铁等数种非产能营养素，不过这些营养素主要来自海带、蘑菇、蔬菜等没有什么热量的食物，而多吃主食、肉食、油脂、甜食则会造成能量摄入过多。

为了预防孕期形体改变，怀孕期间孕妇可以适量地合理运动，同时也能为产下宝宝做好准备。在医生允许的情况下，每周可以锻炼2.5小时以上，一些低强度的运动，如散步、瑜伽，都是非常好的选择。

孕中晚期是加强锻炼的重要时期，不仅有助于孕妇依旧保持轻盈的体态，而且有利于保证体内糖、脂肪、蛋白质的正常代谢，加强肌肉力量，避免脂肪过度堆积，对于预防妊娠糖尿病和增重过多、过快，是非常有好处的。

那么，对于孕期形体改变，有哪些可以有效执行的预防措施呢？主要包括以下4点。

1. 走路刻意收臀

怀孕以后很多人会出现懒懒的样子，连走路都会腆着肚子，外八字，慢悠悠地行走。这样一定会让身材走样，其实在孕早期和孕中期并不需要刻意表现出像个慵懒的孕妇，在走路的时候完全可以和正常人一样。走路可以刻意练习收臀，这样能提高腰腹和大腿根部的肌肉能量，有益于孕妇分娩。

2. 学习腹式呼吸

腹式呼吸能够对内脏脂肪进行内燃，想要避免腰腹部位有过多赘肉，腹式呼吸是最好的锻炼方式。怀孕7个月后，胎儿的净重会超过1000克，体长约38厘米，这时候，子宫内的空间对胎儿而言太过狭小，孕妇最好多练习腹式呼吸法，给胎儿提供充足的新鲜空气。最开始不要盲目练习，最好请专业人士做指导和示范，避免练习方法出错。

3. 选择低脂饮食

孕妇整个孕期都需要优质蛋白和维生素的支持，到了怀孕后期，为了让身体不致增重太快，要选择多吃富含蛋白质和粗纤维的食物，减少高脂食物的摄入量，例如，少吃精米、精面以及肥肉等脂肪含量高的食物，可改食富含蛋白质的白肉，如鱼、虾等。

4. 在阳光不强烈的时段进行太阳浴

太阳浴可以提高孕妇的免疫力。太阳光中的紫外线不仅能消灭微生物，而且可提升人体对钙的消化吸收能力，钙可以提高人体骨骼和全身肌肉的抗压强度，并改善心脏功能。

第二章
了解孕晚期的身体变化

孕晚期身体开始经受考验

没有经历过怀孕的人，如果不是特意关注过相关的内容，对于怀孕后身体的变化大概不会有太具体的印象。影视剧中的孕妇似乎只是开头恶心一会儿，胃口改变一下，肚子里揣一个包袱，最后大喊大叫表演一会儿，就完成从怀孕到分娩的整个经历了。事实上，生过娃的人都知道，孕育一个新生命怎么可能如此轻松？要经历漫长的时间，才能迎来新生命的诞生。十月怀胎一朝分娩，这10个月的过程，是对孕妇身体和心理的双重考验，尤其到了孕晚期，身体的变化十分明显。

孕晚期是指从怀孕28周起至40周的阶段，也叫作晚期妊娠，这时应特别注意孕妇和胎儿的安全，孕妇必须定期接受产前检查，生活要有规律，情绪要稳定。随着胎儿越来越大，孕妇的身体也会变得"越来越丑"。许多孕妇到这个时候都快熬不下去了，盼望着宝宝快点出生，这个时期的孕妇身材基本上是完全走样，堪称"脱胎换骨"，肚子看着非常大，胯部和臀部也都变大。

孕晚期是胎儿生长发育的巅峰期，也是孕妇最容易长胖的时候。有的孕妇在孕中期的时候身材变化还不大，也不是很显怀。可是一旦到了孕晚期，肚子就很明显地变大了。这是因为随着孕期的增加，身体所需能量也会增加，孕妇经常会出现因为饿而吃得多的情况，这也是孕妇在孕晚期易长胖的原因。虽然妊娠晚期的胎儿需要大量的营养摄入来促使身体发育，但如果孕妇吃得过多，就很容易导致体重增长过快，变得臃肿肥胖。

女性骨盆耻骨联合处本身就有缝隙，孕前正常情况下间隙为4~6毫米，产后间隙通常为6~8毫米。怀孕后，受孕期性激素的影响，耻骨联合处会变得松弛，并且在分娩过程中会出现轻度分离，方便胎儿娩出，所以孕妇会发现臀部变宽、变大和疼痛。在产后半年左右，大部分孕妇的耻骨联合间隙会自行恢复到原来的状态，大多数情况下不需要采取额外的措施处理。但也有一部分人耻骨联合间隙出现超过10毫米的特殊情况，在这种情况下，就需要去医院做产后的修复治疗。

腹部是产后女性最易导致身体变形的部位，由于腹部在生育过程中过度伸张，因此绝大多数女性在产后都会出现腹部松弛的现象。这种松弛的腹肌及增大的宫腔如果得不到及时的复原，极易导致腹部脂肪堆积，形成大肚腩，不仅影响美观，还是产后身体变形和诸多疾病的罪魁祸首。

另外，随着胎儿渐渐长大，孕妇日常的身体重心和走路的姿势都会发生变化。不正确的走路姿势、坐姿、卧躺姿势也会对腰腹肌肉造成损伤，尤其是在怀孕中晚期，逐渐增大的肚子会让孕妇不断前倾，脊柱也因为要支撑起腹中宝宝的重量而变得更加弯曲。因此，不管在怀孕前还是怀孕中，都要尽量保持正常的坐卧、行走姿势。怀孕之后，孕妇尽量不要久坐久站；坐下时可以在背后放一个靠枕，把椅子往前拉，靠在椅背上，以减少腰腹力量的使用；躺下时尽量侧卧，孕中晚期尽量选择左侧卧位，可改善子宫右旋状态，减少子宫对腹主动脉的压迫，改善胎盘的血液循环，能够促进胎儿的生长发育。产后身体改变的多与少，与孕期有着非常密切的关系。如果孕妇在孕期能够科学合理饮食、遵循医嘱控制体重，那么，身体在产后恢复的时候也会相对更容易。

当接近孕晚期时，随着胎儿的发育，孕妇的肚子会越来越大，而怀着双胞胎或者多胞胎的孕妇会更加辛苦，所以，建议进入孕晚期之前可以准备一条孕妇托腹带，托腹带对于改善孕晚期因重力作用于腹部、腰背部，努力维持姿势所造成的腰痛、背疼等有明显作用。

消化系统的改变

怀孕对女性身体和心理的影响都是巨大的。十月怀胎，女性要承受各种生理痛苦，坚持到最后分娩，就好比闯过了一道鬼门关。

一些女性怀孕的生理反应比较强烈，在怀孕两三个月时，会出现严重的孕吐症状。吃进去的东西几乎全都吐出来，还会影响睡眠和精神状态。妊娠期会引起女性身体出现比较明显的改变。除了乳房发胀变大、肚子变大外，消化系统也会出现比较明显的改变。这些改变有些是正常的生理反应，也有一些是异常的反应；有些可以先观察，有一些则需要进行干预处理。

消化系统发生变化可以在孕早期出现。例如，有一部分孕妇会在孕早期出现恶心、呕吐、厌油、厌食等妊娠反应。另外，一般情况下孕妇都会有食欲的变化，或者是饮食习惯的改变。有些孕妇特别喜欢吃酸，而有些孕妇则特别喜欢吃辣，还有的孕妇口味变得奇怪，原本不喜欢吃的东西现在反而喜欢吃，之前喜欢吃的东西现在反倒不喜欢吃。还有些孕妇对某一样食物特别感兴趣，有时甚至是有点迫不及待地想吃到它；也有些孕妇对某种食物特别反感，一看见甚至一想到它就会恶心、呕吐。这些变化在每个孕妇身上有很大的差异，有些人变化特别大，有些人则不明显。

怀孕后，体内雌孕激素的分泌水平上升，会引起胃肠的蠕动功能下降，吃进去的食物难以消化，在临床上比较容易出现恶心、呕吐等早孕反应，尤其是早上起床刷牙的时候症状会比较明显。随着 hCG（人绒毛膜促性腺激素）水平的波动，怀孕 8 周到 10 周左右，孕吐症状会达到高峰；怀孕第 12 周后，随着体内 hCG 水平稳定下降，消化道反应也会慢慢地好转。另外，由于孕激素的作用，妊娠期胆囊的蠕动分泌也会减弱，所以孕妇对油腻的食物也会比较反感。

到了孕中期和孕晚期，恶心、呕吐、厌食的症状会逐渐减少。随着胎儿生长速度的加快，孕妇的食欲会变得好起来，挑食的现象也逐渐减少甚至消失了。由于肠蠕动的速度减慢，食物在肠道中停留的时间延长，与消化液接触的时间增加，食物的消化作用更完全。同时，消化后的食物与小肠黏膜接触的时间增加，提高了营养素的吸收率，有利于孕妇对食物中营养素的利用，这是孕期产生的一种适应性的生理功能变化；但也有一些孕妇会因为水分吸收得过于完全，反而出现便秘现象。由于体内雌孕激素水平的上升，胃肠道的蠕动功能下降，加上孕妇的活动相对减少，所以孕妇在临床上比较容易出现便秘、肚子胀气等症状。

到了后期，由于胎儿不断长大，将子宫往上推入腹腔，对胃也有一定的挤压作用，所以这个时期的孕妇易饥、易饱。

孕妇容易出现胃酸反流的现象，原因主要包括以下两个方面。

1. 怀孕引起括约肌松弛，导致胃酸反流

怀孕后，由于激素的改变，胃部括约肌变得松弛，吃下去的东西会很容易反流（括约肌位于食管与胃的连接处，它使得我们吃进去的东西只能下去不能上来），致使胃内酸性内容物从胃里反流到食道、喉咙及嘴里，刺激黏膜引起烧灼感。

2. 逐渐变大的子宫压迫肠胃，致使胃酸更容易反流

妊娠晚期，逐渐增大的子宫也会压迫到胃，再加上孕激素使隔离食道和胃的贲门变得松弛，从而导致胃酸更容易向上翻涌，并使胸部产生灼热感。

怀孕期间，若孕妇胃口不佳或者饮食障碍频频发生，将影响孕妇自身及胎儿的健康，所以，最好还是要积极地改变饮食习惯，选择适合的食物来补充足够的营养。那么，怀孕期间孕妇应该注意哪些饮食事项呢？主要有以下4点。

1. 饭前来点开胃料理

有些孕早期的女性出现食欲不振的情况时，会不知该选择什么样的食物。一般而言，酸味食物可以帮助开胃，建议除了在烹调食物时，可加点白醋、柠檬汁或菠萝入菜之外，平时也可吃些蜜饯，这对于某些害喜的孕妇有止吐的作用。害喜孕妇切记不可空腹，应随身携带干粮，如苏打饼干等。

2. 养成良好的进食习惯

孕妇要改掉进食的坏习惯，比如边吃饭边说话或边工作，这样不但会吞入过多气体，也容易导致消化不良。要注意的另一个常见的坏习惯是快速用餐，最好细嚼慢咽，慢慢品尝食物。

3. 水果何时吃最好

大部分人都知道饭后吃点水果可以帮助消化，水果含有丰富的矿物质和维生素，而这两种营养素其实空腹时摄取较容易被吸收，所以吃水果的时机可以根据孕妇的具体需求确定。

4. 饭后不要平躺

由于孕妇容易食道反流，所以建议其饭后不要平躺，以靠背坐姿休息为宜。另外，如果孕妇有饭后散步的习惯，饭后30分钟以后再进行较为适合。

子宫与盆底肌的变化

想要知道子宫与盆底肌在怀孕的时候有哪些变化，首先我们要搞清楚二者的概念和功能。

盆底肌是指封闭骨盆底的肌肉群，其前端连接耻骨，最末端连接尾骨，左右连接我们的坐骨结节。这一肌肉群犹如一张"吊网"，尿道、膀胱、阴道、子宫、直肠等脏器被这张"网"紧紧吊住，从而维持在正常位置，以便行使其功能。一旦这张"网"弹性变差，"吊力"不足，便会导致"网"内的器官无法维持在正常位置，从而出现相应的功能障碍，如大小便失禁、盆底脏器脱垂等。

分娩时，每个孕妇都会根据自身的具体情况选择合适的分娩方式。如果是顺产，孕妇的子宫在产后42天基本上就能恢复得差不多，大部分顺产的孕妇都能在产后半年之内恢复月经周期，子宫的功能也基本上恢复正常；如果是剖宫产，孕妇的子宫会在分娩时产生一个大约10厘米长的伤口，所以产后需要很长的时间来恢复。

女性怀孕期间腹部压力增大，会对盆底肌造成一定的压力，分娩的过程中腹压增加，可能对盆底肌造成损伤，甚至撕裂，所以产后会出现阴道壁松弛、盆底肌松弛的现象，严重者可能还会出现子宫下垂、宫颈下垂、阴道壁膨出，对女性日后的生活产生影响。

腹部的软组织（筋膜）与盆底的软组织相连接。对于剖宫产的产妇来说，腹部软组织的延续性遭到破坏，张力改变也会影响到盆底肌；对于顺产的产妇来说，盆底则受到了很大的冲击和影响。在宫缩阵痛刚开始时，一直有向下的冲击力，尤其是第二产程，也就是产妇不断用力娩出胎儿的过程，会对盆底的组织（神经、肌肉、筋膜等）造成巨大的冲击，这个过程从几十分钟到几个小时不等。另外在生产过程中，可能由于胎儿头围较大或者需要尽快娩出，产妇会经历会阴切开术，这也有可能造成盆底肌撕裂。盆底肌如发生损伤，症状较轻时没有感觉，症状明显时则会出现漏尿、盆底脏器脱垂、阴道松弛等情况。如果不及时修复，随着年龄的增长，雌激素水平下降，盆底肌的支撑功能会慢慢下降，松弛的症状也会越来越明显。

怀孕和分娩是女性正常的生理过程，但是会对女性的盆底组织结构产生很大的影响。在阴道分娩过程中，盆底组织由于受到过度牵拉，导致产后出现结构和功能的改变。研究表明，分娩是引起盆底功能障碍性疾病的主要原因之一，盆底肌力、排尿状况以及性功能的改变都会不同程度地影响产妇的生活质量。

乳房的变化

怀孕后超过九成孕妇的乳房都会发生变化，乳晕会变深、变大，这似乎是每个孕妇不可避免的。也有不少孕妇的乳房在怀孕的时候变大了，而哺乳期结束后下垂了，还有的出现了乳头凹陷等一系列问题。

由于受到怀孕雌激素分泌的影响，乳腺管会变粗，同时孕激素刺激乳腺腺泡发育，所以在孕早期胸部会变大。随着产后激素水平逐渐恢复至孕前状态，胸部就会慢慢变回原样，但是因为胸部周围的皮肤组织被拉伸、乳房悬韧带弹性降低，所以即使缩回去也会有下垂的情况。

因此，很多爱美的女士会选择在产后对乳房进行保养和修复，那么，乳房具体的变化过程是怎样的呢？下面分4个阶段进行讲解。

1. 孕早期

这个时期，孕妇易出现乳房胀痛、不适等情况，这是因为怀孕后大量的雌激素、孕激素、催乳素及胎盘生乳素等刺激乳房的腺管和腺泡发育。

2. 孕中期

这个时期，孕妇的乳头变大、变黑，乳晕颜色加深并形成结节状突起。到了孕中期，孕妇会发现，自己的胸部变得越来越大，而且还特别重，其实这是一种正常现象，在孕激素的作用下，为了保证婴儿可以喝到母乳，乳房会慢慢增大。

3. 孕晚期

这个时期，如果挤压乳房会有少许淡黄色乳汁流出。建议孕期不要过度挤压乳房，以免刺激宫缩导致早产。

4. 胎儿分娩后

这个时期，孕妇体内的雌激素、孕激素和胎盘生乳素水平迅速下降，在催乳素的作用下，乳房分泌大量乳汁，进入哺乳期。

正常的乳头为圆柱形，且凸出于乳房平面。如果孕妇的乳头扁平或轻度凹陷，在分娩之后会自然凸出；如果孕妇的乳头内陷，那就要注意了，很可能会导致产后哺乳发生困难，甚至无法哺乳。所以，如果孕妇有乳头内陷的情况，应该在怀孕5~6个月时就开始设法纠正。

在哺乳的过程中，胸部还可能出现一侧大一侧小的情况，如果是天生稍微不对称是没有关系的，但如果是因为一侧长时间哺喂造成大小不对称，就需要提前预防。这时候，产妇要纠正自己的哺乳姿势，如果哺乳期已经结束，那就只能通过加强单侧的胸肌力量锻炼来改善。

大部分产妇在雌激素恢复正常后，乳头会慢慢变小一点，乳晕的颜色会变浅一点，但很难恢复到孕前的状态。

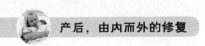

皮肤与身材的变化

怀孕的时候，有的人皮肤会变好，但大部分孕妇皮肤会变差。这是因为每个人对体内激素的敏感度不同，所以有些人的皮肤变好了，但有些人的皮肤反而变得比以前差了。

因为孕激素的作用，初期孕妇的皮肤都会变得粗糙甚至长痘痘，这是因为早孕反应引起了内分泌失调。到了孕中期和孕晚期，当孕妇的身体逐渐适应了怀孕带来的反应和变化时，特别是随着营养的充足和体内自我调节系统趋于平衡，孕妇的皮肤状况会有所改善。

那么，女性怀孕后皮肤具体会有哪些变化呢？主要包括以下 4 个方面。

1. 色素沉淀

色素沉淀是最明显的皮肤变化，因为体内激素改变，可使色素变黑，在颈部、腋下、乳晕、腹部中线及手脚关节等部位都会发生这种变化。

2. 痘痘增长

由于怀孕初期黄体激素的分泌，加上睡眠不好或生活压力等种种因素，很多孕妇会出现长痘痘的问题。这个时期的孕妇因为无法使用口服药物治疗，加上怀孕时容易发生色素沉淀，所以可谓一波未平一波又起，"新仇旧恨"全在脸上。

3. 湿疹或过敏性皮炎的恶化

人的 T 细胞免疫反应可分为两型——Th1 及 Th2，其中 Th1 与对抗病毒细菌等免疫力有关，而过敏反应和 Th2 关系较密切。这两种类型在体内原本是平衡的，由于孕妇的免疫力为了适应胎儿的存在，会比较偏向第二型的 T 细胞反应，因此，有过敏体质倾向的孕妇就会有皮肤瘙痒等症状产生。

4. 小垂疣增生

小垂疣又称为小赘疣，孕妇是常见有皮肤赘疣问题的族群。由于孕妇体内激素水平变化，免疫力下降，导致身体的新陈代谢受到影响，容易出现这类皮肤问题。小垂疣常发生于颈部，有的孕妇胸部、腹部、乳晕处也会产生，表现为一些小米粒状的突起，颜色多为深肤色、咖啡色或黑色。

除了皮肤的改变之外，怀孕对女性身材的影响也非常明显和直观。首先，在孕期，雌孕激素在孕妇体内发生改变，这会影响脂肪在孕妇体内的分布，导致发胖。

其次，在怀孕的时候，多数孕妇为了胎儿能发育好，会不停地补充营养，再加上孕妇的胃口比较好，会摄入比平时更多的食物，最终导致孕妇营养过剩，体重增长太多，和怀孕前相比，身材严重走样。当然，也有一些孕妇在这方面做得比较好，就是我们常说的"长胎不长肉"。一方面，这些孕妇在饮食上会有所控制，只要做到营养全面和充足就可以了；另一方面，这些孕妇也都比较注重运动。这样双管齐下，孕妇除了肚子变大之外，还能保持良好的身材。

尿频、夜尿增加和尿失禁

女性的泌尿系统与子宫、阴道相关联，子宫位于盆腔中央，其前方为膀胱，后方为直肠，子宫体可因膀胱和直肠充盈程度的不同而改变位置。正常情况下，膀胱储存尿液达 400 毫升时方可使人产生尿意，平均约 4 小时排尿一次，饮水量多则排尿时间相应缩短。

怀孕后，孕妇的尿量会比平时轻度增加，膀胱功能也会发生改变，在这两个因素的共同作用下，大多数孕妇会在怀孕期间出现小便次数明显增多的情况。尤其到了孕晚期，子宫明显增大，腹压增加，压迫膀胱，再加上孕期体内会分泌松弛素，使得盆腔及盆腔组织松弛，导致膀胱括约肌也会出现松弛，所以孕妇会出现尿频、尿急甚至尿失禁的现象。

孕妇本身夜间尿就多，怀孕到中晚期以后子宫增大压迫下腔静脉，血液回流受阻形成水肿；晚上躺下后压迫减轻，这些白天存着的水分要被排出去，又进一步增加了夜间的排尿量，很多孕妇每晚要起夜 3 次以上，睡眠质量难免受到影响。

怀孕引起的尿频、尿急甚至尿失禁的情况，可分为以下两个阶段。

1. 孕早期

女性怀孕后，随着子宫慢慢变大，会压迫紧靠在前面的膀胱，引起尿频。妊娠 12 周以后，子宫体进入腹腔，对膀胱的压迫有所缓解，一部分孕妇会感到尿频症状减轻，但也有一部分孕妇的症状并未改善。有的孕妇还会有症状加重的现象，甚至出现每天不停地排尿的情况，有时会有尿不尽的感觉，有时会尿急尿频。

2. 孕晚期

怀孕 8 个月后，胎头与骨盆衔接，此时由于妊娠子宫或胎头向前压迫膀胱，膀胱变得扁扁的，导致储尿量比非孕时明显减少，因而排尿次数会增多，大约 1~2 小时排尿一次，甚至间隔更短。这是正常的生理现象，孕妇千万不要憋尿，有尿意时应立即去卫生间。另外还有一部分孕妇不但排尿次数增多，甚至还会因发育中的胎儿压迫膀胱而出现压力性尿失禁。这种情况的发生有部分原因是盆底肌发育不良或锻炼不足，或受过外伤，导致其承托功能差。随着子宫增大，盆底肌变得柔软且被推向下方，其对盆腔内器官的承托、节制、收缩及松弛功能减退而引起尿失禁。极少数症状严重的孕妇可伴发直肠或肛门的脱垂、阴道松弛并脱垂、分娩时产程延长等。压力性尿失禁也是妊娠晚期一种常见的生理现象，有的孕妇在大笑、咳嗽或打喷嚏等增大腹压的活动时会不可避免地发生压力性尿失禁。

这些生理现象有时免不了会让孕妇感觉不舒服或尴尬，如果情况比较严重，可以使用卫生护垫，并且可以做一些孕期骨盆放松练习。

有的孕妇为避免压力性尿失禁所带来的尴尬而选择尽量少喝水，其实这是不对的。中断水分的摄取，只会导致更大的麻烦——便秘。另外，在怀孕期间，因为孕妇体内的血流量增加了 1 倍，所以需要摄取足够的水分以满足体内循环和消化的需要。

水肿、妊娠纹和黄褐斑

女性怀孕的时候有不少人感叹自己变得越来越丑：一是整个人变得臃肿，穿的鞋子比之前大了快两个码；二是不敢搽化妆品，脸上出现了难看的黄褐斑；三是原本光洁的肚子爬满了妊娠纹。关于孕期水肿、妊娠纹和黄褐斑，我们一一来了解一下。

1. 水肿

由于怀孕时激素的变化及母体的适应性改变，水肿是孕期必然会出现的身体变化，区别只在症状轻重而已。

怀孕后期，子宫增大，压迫下腔静脉，使静脉血液回流受阻，下肢水肿明显。有一部分孕妇合并较重的贫血，血浆蛋白低，水分从血管内渗出到周围的组织间隙引起水肿。孕妇长时间站立，血液回流慢，也会加重水肿。以上原因导致大部分孕妇在孕末期出现水肿，其中大部分是生理现象。因为长时间站立，水肿就会集中在腿部和脚上，所以解决水肿的办法也很简单：孕妇不要久站，坐着的时候要抬高腿部，躺着的时候采取侧卧位，以减少血管压迫，帮助血液回流，也可以穿弹力袜，减少腿部的水分沉积。但是如果下肢、双手、脸部、腹部等部位的浮肿症状明显，用手轻按时皮肤下陷、没有弹性，则要警惕病理性浮肿。如果孕妇患有妊娠期高血压疾病、甲减、心脏或肝脏等方面的疾病，可能会出现病理性浮肿，而且对胎儿的健康也有很大危害。因此一旦出现严重症状，一定要及时到医院就诊检查，尽早进行治疗。

2. 妊娠纹

妊娠纹的形成主要受妊娠期激素的影响，加之妊娠中后期，胎儿迅速变大，孕妇腹部膨隆，使皮肤的弹力纤维和胶原纤维损伤或断裂，导致腹部皮肤变薄，在皮肤表面留下宽窄不同、长短不一的粉色或紫色的纵向裂纹。分娩后，这些花纹会逐渐消失，留下白色或银白色有光泽的瘢痕线，即妊娠纹。

妊娠纹属于常见的孕期皮肤病变，发病率高达50%~90%。临床表现主要为：皮肤出现断裂纹，常伴有瘙痒或疼痛，临床又称为"牵张性皮损""膨胀纹"。顾名思义，各种原因引起的皮肤机械拉伤都有可能产生断裂纹，例如，快速肥胖产生的肥胖纹，快速生长发育出现的生长纹以及运动幅度较大的身体部位出现的运动裂纹等。妊娠纹主要出现在腹壁上，也有可能出现在大腿内外侧、臀部、胸部、后腰部及手臂等处，妊娠纹一旦出现就极难自行消失，会对产后妇女的体态和身心健康产生一定影响。

从科学上来讲，妊娠纹发生的概率与以下 4 个因素有关。

（1）遗传因素（个人体质）。如果你的妈妈没有妊娠纹，那么你出现妊娠纹的概率会低很多。不同的个体妊娠纹密集程度、纹路深度是不一样的，少数个体不会出现妊娠纹。

（2）胎儿大小与孕妇形体变化。胎儿越大，孕妇总体重增加越多或在某阶段短期内增长越快，妊娠纹的发生概率越高。

（3）怀孕年龄。统计表明，年纪越小的孕妇发生妊娠纹的概率越高。

（4）胎次。临床显示，初产妇发生妊娠纹的概率远大于经产妇发生妊娠纹的概率，据统计，70%~90% 的孕妇在首次怀孕时会出现妊娠纹。

应对产后肚子松弛和妊娠纹，最好的办法是产前预防和产后修复。比起外用的膏药，控制胎儿的体重和自身的体重增长、减轻皮肤的张力，从源头限制妊娠纹的产生或许要来得更可靠一些。预防妊娠纹可行的措施无非就是控制体重和增加皮肤弹性与修复力。从妊娠纹产生的机理来看，体重增长过快（速度）、过多（量）是产生妊娠纹最重要的原因，因此孕期体重管理是预防妊娠纹的第一要务。

3.黄褐斑

如果说妊娠纹带给孕妇的是烦恼，那么黄褐斑更像是灾难，因为妊娠纹长在肚子上和腿上，可以用衣服和裤子遮盖，而黄褐斑却是长在颜面上，赤裸裸地向别人展示着自己的"面子问题"。

妊娠期分泌大量的雌激素，使黑色素增加，导致孕妇乳头、乳晕、腹白线、外阴等处出现色素沉着。色素沉着于颧下部，并累及眶周、前额、上唇和鼻部，边缘比较明显，呈蝴蝶状褐色斑，称为妊娠黄褐斑。怀孕期间的女性容易长黄褐斑，一方面是因为在怀孕期间体内的激素分泌水平与孕前不同，容易出现激素分泌紊乱，此时脸部的色素沉着非常容易堆积，就会出现黄褐斑；另一方面是因为怀孕期间女性在饮食方面有一定的调节，体内的营养成分也会出现暂时性的失衡，这也容易引发脸部的黄褐斑。大部分孕妇在产后黄褐斑会自行消退，如果出现长期没有消退的情况，应及时去正规医院的皮肤科就诊，在医生的指导下选择适合的治疗方法。

第三章
产后身体面临的常见病

产后子宫复旧不全

产褥期母体各系统变化很大，其中子宫变化最大。子宫从胎盘娩出逐渐恢复到非妊娠状态的过程，称为子宫复旧。子宫是妊娠期母体变化最大的器官，女性非孕状态下的子宫只有 50~70 克重，7~9 厘米长，而分娩前可以增大到约 1100 克重，30 厘米长。胎儿胎盘娩出后，子宫通常在 6 周左右恢复到非孕期状态。

随着胎盘和羊水的形成以及胎儿的发育，子宫慢慢增大变软，到怀孕足月时子宫的容量达到 5000 毫升，是非孕时的 500~1000 倍，质量可达 1100 克，增加约 20 倍。分娩结束时子宫约为 1000 克，产后 1 周恢复至 500 克左右，产后 6 周恢复至 50~70 克的正常大小，其主要变化为子宫肌纤维缩复、子宫内膜再生、子宫体缩小、子宫下段和宫颈复原。

在子宫复旧的过程中，子宫为了恢复到非孕时的大小，会不断地收缩，产妇会经历宫缩的疼痛，子宫的高度每天会下降 1 厘米左右，子宫的重量也在减少，产妇会感觉肚子在一天天地变小。在产后子宫复旧的过程中，产妇还会有恶露排出，一般持续 3 周左右排净。

子宫复旧不全是指子宫复旧功能受到阻碍，是产后较常见的一种并发症。导致子宫复旧不全的原因主要有胎盘或胎膜残留、子宫肌瘤、子宫肌炎或盆腔感染、分娩次数多、胎盘面积过大等。子宫复旧不全最突出的临床表现是血性恶露持续时间延长。

通常子宫可以自然恢复，然而近年来，由于国内女性平均生育年龄延后，产后子宫复旧不全已成为现今产褥期常见的并发症之一。产后子宫收缩欠佳，易导致宫腔内积血、积液，严重者甚至会出现宫腔感染、子宫内膜炎等产后并发症。即便治疗及时，仍会对产妇日常生活及心理造成巨大影响和负担。

那么，怎样自我判断子宫复旧是不是良好呢？可以从两个方面进行观察，一是子宫的大小，二是恶露排出的情况。

（1）观察子宫的大小。可以通过触摸下腹部，每天定时测量子宫底部的高度判断子宫恢复的情况。正常情况下，产后第一天宫底位于平脐水平，之后以每天 1 厘米到 2 厘米的速度下降，至产后第 10 天，子宫降至骨盆腔内，在腹部触摸不到子宫。

（2）观察恶露排出的情况。产妇每天要观察恶露的量、颜色及气味。在产后第 3~4 天，恶露颜色鲜红，量较多，有时伴有小血块，这个阶段的恶露叫血性恶露。接下来的 10 天左右，出血逐渐减少，颜色变为暗红至淡红，这个阶段的恶露叫浆液性恶露。产后 2 周后，恶露量逐渐减少，颜色变白，类似平时的白带，此时，因恶露中含有大量的白细胞，所以叫白色恶露。白色恶露约持续 3 周排净。恶露自我监测表如表 3-1 所示。

表 3-1　恶露自我监测表

恶露分类	时间	量	颜色	气味
血性恶露	产后第3~4天	多	鲜红	血腥味
浆液性恶露	产后第5~14天	逐渐变少	暗红至淡红	血腥味
白色恶露	产后第15~35天（第3~5周）	少	白色	腥味

想要让子宫正常复旧，需要怎么做呢？主要应注意以下 4 个方面。

（1）产妇应尽量采用母乳喂养，因为婴儿吮吸乳头可以反射性地引起神经垂体释放缩宫素，从而引起子宫收缩，促进子宫恢复。

（2）产妇要尽早进行产后康复操等运动，促进全身血液循环，有利于恶露排出，促进子宫恢复；不要长时间卧床，要进行科学合理的产后恢复训练，并遵照医嘱在产后服用活血化瘀等药物，促进子宫恢复。

（3）产妇要注意保证产后休息，保持良好的情绪，注意饮食均衡，为子宫的顺利恢复创造良好的条件。

（4）产褥期结束，女性产后 42 天要按时到医院进行复查，通过检查让医生帮助判断子宫是否按时恢复良好。如子宫未能按时恢复，即子宫复旧不良，女性应立即采取积极的处理措施，如理疗、遵医嘱服用药物等，协助子宫尽快恢复，避免因此导致的炎症感染等情况发生，把好产后康复的第一关。

剖宫产后伤口感染

剖宫产是在分娩过程中，由于产妇或胎儿的原因无法使胎儿自然娩出，而由医生采取的一种经腹切开子宫取出胎儿及其附属物的过程。选择剖宫产相较自然分娩而言，二者各有利弊。选择了剖宫产，就会面临产后伤口感染的风险。

剖宫产伤口感染一般发生在术后一周左右，由于伤口较大，产后需要愈合的时间也较长，加上生产带来的身体消耗使产妇的免疫力相对减弱。由于是剖宫产，腹部的伤口会接触汗液，发生感染的可能性就会相对增加，很容易发生术后并发症，所以做好术后护理是产妇顺利康复的关键。

剖宫产过后，伤口的麻醉效果会很快过去，刀口的疼痛让许多产妇难以忍受，尤其是最开始7天，干什么事情都非常困难。由于剖宫产伤口比较大，切口的层次也比较多，一个月以后伤口才能恢复得差不多，其间，产妇还要经历拆线、去除皮肤夹等过程。这些过程还不是最让人难受的，一旦伤口发生感染才是更大的问题。有许多风险因素可以增加剖宫产后发生伤口感染的机会，主要包括以下 5 种。

（1）没有得到科学的产前护理。

（2）羊水中有细菌感染。

（3）产妇有肥胖症。

（4）第二次剖宫产手术。

（5）不得已的紧急手术。

如果符合以上因素中的一项或几项，就要提高警惕，防止出现伤口感染的情况。产妇要每天检查伤口是否有感染的迹象，因为任何一种感染都是由轻到重发展的，所以发现问题应尽早干预。伤口感染的常见症状包括：发热，压痛，发红，切口部位或附近疼痛、肿胀、渗液等。

在产后，产妇要特别注意腹部伤口的愈合及护理。腹部伤口分为两种：直切口与横切口。产后第 2 天，伤口换敷料，检查有无渗血及红肿，一般情况下术后伤口要换药两次。

为避免伤口愈合延迟的情况发生，需要提前预防：

（1）剖宫产术后双脚恢复知觉，产妇就应该进行肢体活动；24 小时后应该练习翻身、坐起，并下床慢慢活动；当导尿管拔除后应多走动，这样不仅能增加胃肠蠕动，还可预防肠粘连及静脉血栓的形成等。下床活动前，产妇可用束腹带绑住腹部，这样走动时就可以减少因震动触碰到伤口而引起疼痛。

（2）产妇要多翻身，促进恶露尽早排出，避免恶露淤积于子宫腔内引起感染，影响子宫切口的愈合。

（3）产妇术后 2 周内应避免使腹部切口沾湿，清洁身体宜采取擦浴。术后若产妇体温高，而且伤口痛，就要及时检查伤口。如伤口红肿处有波动感，怀疑有感染，应及时找医生，给予干预处理。

痔疮

痔疮，或者称痔，是临床上最常见的一种肛门疾病。痔疮的发生有多种因素，如长期的坐立、便秘、妊娠、前列腺肥大、盆腔巨大肿瘤等，均可引起直肠静脉回流受阻而产生肛门内外的肿结。

怀孕时，由于子宫变大，产生的压力连同骨盆区增加的血液供应，使得直肠壁静脉曲张，隆起发痒；此外，怀孕期间，孕酮的增加也会让静脉变得松弛，使其更容易肿胀。同时，孕酮还会降低肠蠕动，导致排便不畅，这些都是引发痔疮的重要原因。这是怀孕时引起的痔疮，而产后产妇也可能出现痔疮，或已有的痔疮变得更加严重，甚至会出现脱肛的情况。之所以会这样，主要是由于 3 个因素。一是生孩子的过程很费力，肠道在分娩时容易受到损伤，进而导致肠蠕动缓慢；二是产妇害怕缝合处裂开，解大便时小心翼翼，心情一紧张，极易发生便秘，从而引起静脉曲张肿胀，继而发生痔疮；三是产妇在生完孩子以后，运动量少，吃得太好，食物太精细，这也是诱发痔疮的一个因素。

一般来说，顺产之后痔疮可能会变得严重。这是因为顺产用力大，加上分娩时胎头下降，会压迫直肠、肛门等部位，从而导致肛门局部的痔静脉回流受阻，就容易引起痔疮。有时也会出现痔静脉破损，这样就有可能导致血栓性外痔以及炎症性外痔等疾病。

产后痔疮、便秘、肛裂是产妇的常见病和多发病，往往给产妇带来许多难言的痛苦，应以预防为主，产妇应养成良好的生活习惯，以免受痔疮、便秘、肛裂之苦。

那么，患上痔疮和便秘应该怎么办呢？主要应注意以下5个方面。

（1）严重的痔疮会出现不同程度的出血症状，此时要及时就医，通过药物或者手术治疗并进行康复。在日常生活中要多喝水，避免食用辛辣刺激、上火的食物，以免造成便秘而加重痔疮。每天要养成排便的习惯，保持肛门的清洁、干燥。

（2）若患上痔疮，要适当运动，比如，在医生的指导下进行提肛锻炼。有规律地向上提收肛门，然后放松。站、坐、行均可进行，每次50次左右，持续5~10分钟即可。

（3）如果痔疮破裂，在排便时容易受到大便的污染，此时要根据医生的指导进行消炎，可用高锰酸钾溶液坐浴，每天2~3次即可。

（4）如果排便困难，可使用开塞露先排大便，再进行治疗。

（5）产妇的日常饮食在鸡、鱼、肉、蛋等高蛋白质食物的基础上，应合理搭配一些含纤维素较多的食物，如粗粮、新鲜蔬菜等。

阴道松弛

阴道松弛是产后常见的情况之一，常发生在阴道分娩后的妇女。由于阴道周围结缔组织及盆底肌改变而表现为阴道口和（或）阴道壁松弛，其发生主要与阴道分娩有关。一般阴道松弛分为 2 类，一类是阴道前壁松弛，常伴有膀胱膨出和尿道膨出，以膀胱膨出为主；另一类是阴道后壁松弛，常伴有直肠膨出，可以单独存在，也常合并阴道前壁松弛。在临床上，常见的产后阴道松弛状态分为以下 3 种。

轻微松弛状态：

（1）分娩使阴道松弛，阴道内表面褶皱在分娩时会被撑开，括约肌收缩受到影响，短期内会有漏尿的现象，分娩 3~4 周后，褶皱会重新形成，漏尿的现象逐渐改善。

（2）阴道壁出现少部分松弛，阴道黏膜皱襞减少。

（3）阴道口基本上可以闭合。

比较严重的松弛状态：

（1）性生活中爱人体会不到"紧握感"。

（2）易患妇科炎症等妇科疾病。

（3）阴道壁约 2/3 出现松弛。

严重松弛状态：

（1）性生活中感觉明显松弛，甚至出现漏气、排气的现象。

（2）性生活时出现阴道干涩、疼痛难忍的情况。

（3）大笑、大喊或者弯腰用力时有尿液溢出。

顺产之后出现阴道松弛，可根据阴道松弛的程度决定具体的处理措施，如果阴道松弛并不是特别严重，可通过康复训练进行改善，通过训练可使阴道盆底肌肌力恢复。此外，阴道的肌肉通过锻炼后，也会变得比较紧致，但需要长时间的坚持才能看到一定的效果。如果通过锻炼，阴道仍然比较松弛，或者在早期发现时阴道松弛已经比较严重，则可采取手术治疗。进行手术时，需要根据松弛的部位，制订合理的手术方案。大多数女性在通过手术治疗后，阴道松弛可得到较好的改善。

盆腔器官脱垂

妊娠分娩可能会引起某些盆腔器官，如子宫、阴道、膀胱和直肠等，无法保持其原有位置，而是下移或向阴道前壁或后壁膨出，这些情况统称为盆腔器官脱垂。

女性盆底由封闭骨盆出口的多层肌肉和筋膜组成，有尿道、阴道和直肠穿出，盆底组织对于保持子宫、膀胱、直肠等盆腔器官位于正常位置起着重要的作用。如果盆底肌肉和筋膜组织力量薄弱，盆腔器官就有脱垂的可能。

孕妇在分娩后子宫韧带和盆底肌变得松弛、没有弹性，使子宫随着体位变化而往下移，甚至子宫全部脱出阴道口外，给产妇的生活带来很大的烦恼。子宫脱垂有轻有重，轻者仅在劳动时感到有肿状物自阴道掉出，卧床休息后多能自动回缩；重者肿物不但容易脱出，而且体积逐渐增大，休息后也不能回缩，需手工还纳方可复位，甚至无法复位。

子宫脱垂和阴道壁膨出是有区别的，阴道壁膨出是指膀胱、直肠等压迫阴道前壁或后壁，使其向阴道内部凸起；子宫脱垂则意味着子宫从正常位置沿阴道下降，宫颈外口达坐骨棘水平以下，甚至子宫全部脱出于阴道口外。这两种情况的鉴别非常重要，不同的情况采用的治疗方法是不同的。

因子宫脱垂常合并阴道前壁膨出，病人可有排尿困难、尿潴留现象，易继发泌尿系统感染。脱出的子宫颈和阴道壁局部因血液循环障碍而充血、水肿，上皮角化、增生，导致分泌物增多。

盆腔器官移位或脱垂会引起尿失禁、排尿困难、性生活疼痛等。如果产妇长期便秘、排便不尽、排便疼痛，则可能是直肠向阴道壁膨出的信号。

如何应对盆腔器官脱垂呢？

轻度的脱垂可以通过盆底康复训练得到改善，严重的脱垂需要详细咨询医生，采取手术治疗或保守治疗。在治疗盆腔器官脱垂方面，物理治疗师也能起到积极的作用，但采取的治疗方案必须基于医生的诊断，选择物理治疗师需要综合考察对方的资质。

对于盆腔器官脱垂的保守治疗，有一种叫作"子宫托"的医疗器械，它可以起到承托子宫的作用，将其顶回原位。子宫托是治疗子宫脱垂的一种经济、简便、安全、有效的方法，患者上托后症状通常可迅速解除，能参加一般劳动，故受到患者的欢迎。要注意子宫托治疗有相应的禁忌证，所以产妇想使用子宫托的话一定要去正规医院，遵医嘱正确使用。

采用子宫托疗法期间，每1个月、3个月、6个月应到医院检查一次，如子宫脱垂度数变轻，须及时更换小号的子宫托。另外，子宫托自开始使用起两年必须更换，以防变质。

产后月子病

月子病，即产妇在产后的一个月之内机体所产生的疾病，由于在月子期间没有得到彻底治愈，最终留下的病症，被大家称为月子病。因妊娠引起的身体变化及分娩引起的体力损失、出血等症状，产妇需要6周的时间才能恢复至正常的身体状态，这段时间称为产褥期。如此期间调理不当，就有可能产生月子病。

分娩后，首先，产妇的子宫颈、阴道和外阴都有可能遭受不同程度的损伤，特别是子宫腔内胎盘附着处不可避免地留下较大的创面，这给致病菌引发产后感染提供了途径。其次，由于某些异常的妊娠和分娩情况，如贫血、早破膜、产后出血等，可导致产妇身体免疫力下降，也给产后致病菌的生长繁殖创造了条件。最后，风寒湿邪入侵产妇体内，可引起全身各种不适。

月子病主要有以下5种。

（1）产后身痛，由产后感受风湿、风寒所致。

（2）产后汗症，由气虚、胃气不固引起。

（3）小便不畅。

（4）产后肚子疼，由瘀血内阻，产后恶露不绝、子宫收缩不良所致。

（5）产后抑郁症，与激素及心理素质有关。

对于那些身体较为虚弱的产妇，如果能够在月子里保证充分的卧床休息以及足够的营养补充，那么其机体有些疾病是可以得到进一步改善的。值得注意的是，在实际生活中也存在许多疾病，例如细菌感染性疾病等，此时仅依靠患者的休息和营养是难以得到较好治愈效果的，此时就需要在医生的指导下应用相应的药物进行治疗，才能最终痊愈。

如何预防月子病呢？主要包括以下两个方面。

1. 要补气血

女人全靠气血来养，气血足则中气足，免疫力自然就高，外在的邪湿就难以入侵身体。产妇可以通过药膳和饮食来增补气血，尤其是采取母乳喂养的产妇，身体损耗气血多，更需要额外补充。

2. 不要贪凉

虽然老一辈人提倡坐月子门窗不开、穿厚衣服捂汗是不科学的，但现在依然要保证坐月子不能受风、受凉，更不能贪凉多吃寒凉食物和直接吹空调。无论是寒性还是热性的食物，都不能饮食过度，否则就容易招致疾病。总之一句话：坐月子期间注意保暖，躲开"风寒湿"。

乳腺不通、乳腺炎和缺乳

产后女性在选择母乳喂养宝宝的时候，有时可能会出现乳腺炎和乳腺不通的症状。乳腺炎和乳腺不通二者虽叫法不同，但往往同时发生，属于同类问题。乳腺不通导致乳汁在乳腺管内淤积，乳房内就会产生小硬结，最后引起乳腺发炎。一旦感染乳腺炎，乳房部位会有僵硬和疼痛出现，有不少产妇临床会有发热、打冷战、关节疼痛等类似流感的症状。

产后 1~4 周是急性乳腺炎的多发期，由于乳汁排出不畅，淤积在乳房内，造成细菌感染，产妇会出现乳房疼痛、发烧等症状。

对于乳房出现的乳腺不通和乳腺炎，要提前进行预防，具体包括以下两个方面。

（1）保持乳汁通畅：产后及早哺乳，让宝宝多多吮吸，如果宝宝吃不完，可用吸奶器把多余的奶水吸出。哺乳前可热敷乳房，这样能促进乳汁通畅。

（2）防止乳头皲裂：乳头皲裂后既容易导致乳汁淤积，又有可能因伤口而发生细菌感染。孕妇早在怀孕 6 个月起，就可以每天用毛巾蘸水擦洗乳头了。如果乳头被宝宝吸破了，首先应纠正含接方式，其次哺乳后用乳汁涂布于乳头或乳晕上。乳头皲裂严重时，暂停哺乳 24~48 小时，并将乳汁挤出或吸出再喂，以减轻炎症的发展，促进皲裂愈合。对经久不愈的伤口，可在哺乳后涂敷 10% 复方安息香酸酊，或 10% 鱼肝油铋剂，记得下次哺乳前要先洗净再喂奶；或者使用乳头罩间接哺乳。平时要避免对乳房的挤压，尽量穿宽松的衣服。

产后让宝宝吃母乳，对于女性的子宫收缩是很有好处的，但是在哺乳的时候，一定要重视对乳房的护理。对于产妇来说，护理乳房的时候，还需要注意乳房的清洁与卫生，这样可以减少乳房受到感染的概率。产后一旦发现乳房有不舒适的情况，就需要尽早治疗。

除了乳腺不通和乳腺炎之外，还有一个产妇经常面临的问题——缺乳。产后哺乳期内，产妇乳汁量少或无乳，称为"缺乳"。缺乳多发生于产后 2~15 天内，有时也会在整个哺乳期当中突发，初产妇发生缺乳的情况最为常见。产后缺乳属于"产后病"的范畴，为产科临床常见疾病和多发疾病，其发病率为 20%~30%。

缺乳的症状因人而异，有的人刚开始就没有乳汁，此后虽然渐渐增加但依然不足；也有的人最开始的时候母乳充足，但生病或情绪受到刺激后乳汁量骤然减少。

如果产后奶水少，产妇要注意调节情绪，保持心情愉悦，保证充足的休息和良好的生活状态，并通过多种适当的方法和途径进行调理。具体包括以下 3 个方面。

1. 让婴儿吮奶

婴儿出生以后，产妇要经常让其吮吸乳头，以刺激乳腺分泌乳汁。奶水越少，越要增加宝宝吮吸的次数。一般情况下，生产两三天左右，产妇应该每24小时至少喂宝宝8~12次，每次在乳房上吮吸时间15~20分钟，也要根据婴儿的需求来喂，只要饿了就喂，喂得越多，奶水分泌得就越多。

2. 适当按摩

用干净的毛巾蘸些温开水，由乳头中心往乳晕方向呈环形擦拭，两侧轮流热敷，每侧各15分钟。

3. 加强营养，均衡饮食

产妇要多吃些富含蛋白质及其他营养成分的食物。

盆底肌损伤

盆底肌是指封闭骨盆底的肌肉群。这一肌肉群犹如一张"吊网"，尿道、膀胱、阴道、子宫、直肠等脏器被这张"网"紧紧吊住，从而维持在正常位置以便行使其功能。盆底肌是所有构成盆底的肌肉的总和。它主要分为两层，一层位于浅层，称为会阴；另一层位于深层，称为盆膈。总体来说，这一"大型"肌肉组织整体主要用于支撑小骨盆中的内脏（膀胱、子宫、直肠）[①]。盆底肌肉就像一条弹簧，将耻骨、尾椎等连接在一起。它围绕在尿道、阴道和直肠开口的周围，支撑着盆腔和腹腔器官，还会协同作用于膀胱、肠和性功能。因此，盆底肌肉和性功能、排尿功能等都有密切联系。

自己如何体会盆底肌的位置呢？一般可以用以下两种方法。

第一种：小便的时候，中途停止，然后放开再夹紧，这个过程用到的就是盆底肌的收缩和放松功能。

第二种：坐正，用力吹气球，这个时候盆底肌在用力，如果盆底肌力量薄弱，腹部的压力会让你有想小便的急迫感；如果盆底肌有一定的力量，可以控制小便，能明显感觉到肌肉的收缩；如果盆底肌的力量足够大，就会感觉到盆底肌和腹部肌肉一起用力，感觉盆底有很强烈的收缩，甚至往上提。

尽管不少已婚育女性不同程度地患有盆底功能障碍性疾病，但由于对这种疾病缺乏基本的认识，甚至错误地认为生完孩子后出现这些问题是正常的，所以许多女性对产后盆底肌收缩功能差、性生活质量不高未予理会。很多女性对自己的身材和皮肤开始重视，积极进行减肥和美容美体的投资，但对于会直接影响女性很多生理功能和"性福"指数的盆底肌修复却关心得不是很多，这是一个值得重视的问题。

---

① 卡莱－热尔曼.盆底运动解剖书：女性盆底的解剖学认知与运动康复[M].刘菁，译.北京：北京科学技术出版社，2020：24-25.

　　盆底肌损伤有一个从量变到质变的过程，分娩后症状未显，但损伤可能已经存在。女性分娩后42天应常规做一次盆底功能检查，如果出现了盆底肌松弛、阴道壁膨出、压力性尿失禁等盆底功能障碍，要及时进行康复治疗。产后6个月之内是盆底肌康复的黄金时期，这段时间应积极进行康复治疗，否则随着年龄的增长，不但治疗难度加大，而且尿失禁、性功能障碍等盆底功能障碍的发生率会越来越高，越来越严重。

　　除了妊娠、产伤会导致盆底肌损伤之外，肥胖、不当的健身方式、过度减肥、长期便秘、激素减退、衰老、长期慢性咳嗽、长期站立等都可能导致盆底肌松弛，可以通过盆底康复使盆底肌恢复。

　　拥有功能良好的盆底肌，意味着：

　　（1）盆腔器官维系在正确的位置，不会出现病症；

　　（2）盆底肌健康能使其他肌群保持放松状态，使背部挺直，拥有挺拔美好的身姿；

　　（3）能够改善便秘和小便失禁问题，减少排气现象；

　　（4）能够改善盆腔血液循环，提升性欲。

腹直肌分离

生产以后，很多新手妈妈要面对的一个苦恼就是自己原本光洁平坦的肚子变得松弛肥大，怎么努力也不能恢复到原来的形态和位置了。虽然生完孩子半年了，看起来依然像个孕妇，不但形体不美观，有时候还会出现腰酸背痛、起坐困难的情况。这些情况会不同程度地发生在患有腹直肌分离的女性身上。

那么，什么是腹直肌呢？腹直肌位于腹前壁正中线两侧，被包埋于腹直肌鞘内，为上宽下窄的带状多腹肌，左右腹直肌内侧以腹白线相隔，自上而下被3~4个横行的腱划（致密结缔组织索）分隔，腱划与腹直肌鞘前壁紧密相连，起防止该肌收缩时移位的作用。腹直肌只分布于腹前部，通过长长的肌纤维自胸腔（胸骨）前端一直延伸至耻骨，非常容易识别。其底端肌纤维与盆底前部肌肉非常接近——在所有腹肌之中，经常与盆底前部肌肉的收缩相混淆的正是腹直肌底端肌纤维的收缩。[1]

---

[1]卡莱–热尔曼.盆底运动解剖书：女性盆底的解剖学认知与运动康复[M].刘菁，译.北京：北京科学技术出版社，2020：58.

腹直肌分离通常发生在孕晚期和产后女性身上，产后第 4 天，约 62.5% 的产妇腹直肌分离超过 2 厘米或 2 指宽；产后 6~8 周，阴道分娩的产妇腹直肌分离发生率为 60%，剖宫产的产妇腹直肌分离发生率为 70.8%，2 次及以上剖宫产的产妇腹直肌分离发生率高达 90.8%。

出现腹直肌分离的肚子有以下两个突出的特点。

首先，有腹直肌分离的肚子上的皮肤一般是发皱的，有的还有色素沉着，看起来黑黑的。

其次，大肚腩，分娩后肚子却还像怀胎 5 个月一样。如果是体形偏瘦的人，会看到肚子中间有一条深沟，这就是腹白线的位置。怀孕的时候，增大的肚子把腹白线变宽，腹直肌向两侧分离，留下一条深沟。做仰卧起坐时深沟最明显，手指都可以插进去。如果严重的话，甚至能塞下一个拳头。要注意的是，腹直肌间的距离超过 2 厘米或 2 指宽就算是腹直肌分离了。

如何判断自己是否有腹直肌分离呢，一般可参考以下症状：

（1）腹壁很软；

（2）卷腹时，腹壁会向外隆起；

（3）卷腹时，两侧腹直肌之间会出现一条"深沟"；

（4）腹腔内有滑动感。

腹直肌分离程度越高，腹部肌肉就越薄弱，小腹就越难恢复平坦。另外，腹肌变弱，对腰背部的承托力就会减小，由于力学改变，会增加腰背疼痛机会，同时腹直肌分离也不利于盆底恢复。

部分女性产后没有意识到腹直肌分离的存在，而采用仰卧起坐等不正确的锻炼方法，最终导致腹直肌分离进一步加重。所以，不建议产后女性疯狂卷腹或进行其他腹肌训练，因为那样做只会让腹直肌一直处于分离状态，甚至越走越远。

腹直肌分离会有哪些危害呢？主要包括以下 3 个方面。

1. 影响外形美观

产后严重的腹直肌分离很少能自行愈合，容易导致腹腔内脏器向外膨隆，同时伴随腹壁脂肪的增厚，会变成很形象的"青蛙肚"：腹部膨隆、增厚，形成悬垂腹，状如"麻袋裹腹"，严重者可呈鼓状，腰围增大，腹形肥胖。

2. 造成腰背疼痛

腰背疼痛是指腰部或下背部疼痛。腹壁肌肉功能减退，会增加内脏下垂和盆底松弛的风险。同时，盆底肌群功能障碍，盆底支撑面减少，会导致尿失禁、便失禁、盆腔器官脱垂等并发症。

3. 形成不良姿势

怀孕后由于腹壁的张力和弹性大不如前，盆底肌与膈肌托撑的腹腔与盆腔空间发生较大的改变，腰骶椎会承受更大的压力。久而久之，腹直肌分离患者会出现骨盆严重前倾、腰椎前凸的不良姿势。

对于腹直肌分离，有哪些应该注意的预防和治疗事项呢？具体包括以下 3 个方面。

1. 产前运动

产前运动可以使腹直肌分离发生率大大降低。同样怀孕分娩，有的人会发生腹直肌分离，而有的人则不会，这取决于个人腹肌组织的能力。经常运动的人，腹直肌强壮有力，而不运动锻炼的人腹直肌衰弱无力。尤其是平时喜欢慢跑和进行其他腹部核心锻炼的人群，发生腹直肌分离的概率会小很多。

2. 产后运动及减重

产后发生轻微的腹直肌分离，可以借助运动让腹肌产生力量，在一定程度上可以改善腹直肌分离程度。体重超标的人往往会比体重正常的人发生腹直肌分离的程度严重，所以要通过减重来改善腹直肌分离的情况。

3. 通过手术修复

如果腹直肌分离程度较小，一般可以通过减肥、运动、核心锻炼等进行修复，但如果有明显的症状，对女性的心理有很大的影响，腹直肌分离也是可以通过手术修复的，可以改善腹壁的功能。

耻骨联合分离

耻骨联合分离症临床上以耻骨联合处疼痛且有明显压痛，单侧下肢不能负重，行走无力，双下肢抬举困难，腰臀部酸痛为主要表现。如让患者仰卧，医者双手重叠置于耻骨联合处，垂直向下压挤，患者可感觉疼痛。本病很少由单纯的外力所致，主要见于妊娠后期和产后的女性，尤其是在分娩前，由于内分泌因素的影响，耻骨联合韧带松弛是本病发生的内在因素。怀孕后期，胎儿的重量压迫骨盆，可造成耻骨联合分离；或在分娩时，如产程过长，胎儿过大，接生粗暴，使松弛的耻骨联合韧带发生损伤，产后耻骨联合不能恢复到正常位置而发生分离。

耻骨联合分离会导致患者耻骨区、大腿根部疼痛，严重者甚至不能走路或上下楼梯。不仅如此，它还打破了骨盆原有的平衡，可能会引发腰背痛、骶髂关节痛等问题。

耻骨联合分离症的主要表现为以下 4 个方面。

（1）耻骨联合处疼痛，做翻身等躯体活动时疼痛加剧，骨盆不能承受压力。

（2）下肢活动受限，行走困难。

（3）检查耻骨联合上方，有局限性明显固定压痛，表现为局部或关联部位拒按。

（4）部分产妇伴有腰背部及腹股沟区疼痛。

耻骨联合分离虽然在怀孕和生产时发生概率较高，但也有一些预防手段，主要包括以下8个方面。

（1）在怀孕前就要看看自己有没有关节方面的问题，尤其是骨盆的某些关节，尽量在治好后再怀孕。

（2）备孕期注意饮食和锻炼，如果缺钙的话要补钙，这点很重要。

（3）孕期注意行路安全，避免意外摔倒。

（4）重视孕检，同时了解耻骨联合分离的情况。

（5）避免或减少负重、拎重物的行为。

（6）坐下来找一个舒服的体位穿裤子和脱裤子。

（7）避免或减少下肢落差比较大的动作，例如上下楼梯、不断地抬腿等。

（8）坐着的时候，记得在背部放一个靠垫，减少对骨盆和耻骨的直接压力。

刚分娩后，产妇没有必要立即去做骨盆修复，若是没有确诊是耻骨联合分离症，就更加不用去做。有一些月子中心或产后康复中心为了招揽顾客，会打着矫正身材的噱头，不顾产妇们身体是否恢复就去做所谓的"修复"，这是不科学的，甚至会伤害到身体。

骨盆矫正带也能帮助骨盆恢复，它是使用物理固定的方法对骨盆起到修复作用，而且没有使用时间的限制，一般产后便可以立即使用，即使是剖宫产的女性在护理好伤口的情况下也能使用。

产后腰腿痛

产妇由于体质不同，有些人可能会出现产后腰腿痛的症状。刚刚分娩后，产妇的腰部韧带和关节都处于松弛状态，很容易引发腰腿酸痛，出现这样的症状无须太过担心，通过热敷或用红外线灯照射患部，疼痛通常会减轻。

那么，女性产后腰腿痛的原因有哪些呢？常见的有以下 4 种。

1. 孕期缺钙

女性在怀孕过程中身体需要给胎儿供给营养物质，所以之前身体里保存的营养素，尤其是钙、铁、磷等矿物质就会缺乏，如果在孕期没有及时补充，那么生产后加上哺乳，就会大量消耗身体里的钙质，从而导致产后的骨组织处于缺钙状态，特别容易引起腰腿关节酸痛等。在怀孕期间，胎儿的发育使子宫增大，孕妇的腹部也变大，重量增加，变大的腹部向前凸起，为了适应这种生理改变，孕妇身体的重心就必然发生改变，腰背部负重加大，所以孕妇的腰背部和腿部常常感到酸痛。

2. 体力消耗

从怀孕到生产，女性的身体经过了翻天覆地的变化，怀孕后期大多数女性感觉疲乏，顺产的时候用尽全身力气，剖宫产又会导致失血过多，造成女性的体力消耗过大。现在产妇分娩时多采用仰卧截石位，产妇在产床上时间较长，且不能自由活动，分娩时要消耗掉许多的体力和热量，致使腰部和腿部酸痛加剧。产后女性要昼夜不间断地哺育婴儿，睡眠不足是常态，容易过度疲劳，或经常弯腰给婴儿洗澡、穿衣服、换尿布等，就容易引起腰肌劳损，从而诱发腰腿痛。

3. 器官复原

女性在孕期脊椎、骨关节的韧带会出现松弛，骨盆肌肉韧带也会松弛，导致其弹性下降。而产后盆腔内的组织无法很快恢复到孕前状态，子宫也不能马上完全复位，所以短期内由于骨盆在修复状态下，腹部肌肉也会变得软弱无力，腰部也会出现挺不直的现象，会引起腰部疼痛。在产后的一段时间内，新妈妈如果不注意，猛然弯腰捡东西，或者久蹲、久坐，都可能会感到腰部酸痛。

4. 其他原因

还有其他一些原因也会导致产后腰腿痛，如哺乳姿势不正确，产后束腰过紧，产后过早穿高跟鞋，产后腰腿部受风着凉等，都有可能导致腰腿痛出现。

产妇在产后感到腰腿痛如果属于生理性变化，是可以恢复的；如果属于怀孕和分娩引起的疼痛，一般在分娩 7 天后疼痛就会减轻，产妇在坐月子期间注意劳逸结合，将会恢复得很好。如果疼痛不但没有减轻，相反还逐渐加重，就要及时就医。

除此之外，还有一种疼痛就是产妇在分娩之后，全身上下的关节就像重组了一样，手指、肩膀、膝盖全都是各种疼痛，身上也没有力气，由于这种关节痛很容易让我们联想到风湿类的疾病，所以有些人会以为这是坐月子不当引起的。产后关节疼痛的原因，一是孕中晚期其实就要开始通过食物或营养品补充钙质，然而有些孕妇忽视了这一点，导致营养没有跟上；二是孕产妇在孕期或者分娩时关节和脊柱负重过大，产后又没有及时进行恢复运动；三是坐月子时有些产妇卧床休息太久也容易出现关节疼痛。

为了避免或减轻孕产带来的腰腿痛，我们可以提前做一些预防措施，主要包括以下 6 个方面。

1. 科学补钙

孕产妇要注意补钙，以避免骨质疏松而引起腰痛。平时多喝牛奶，多食用米糠、麸皮、胡萝卜等富含维生素 C、维生素 D 和 B 族维生素的食物，增加素食在饮食中的比例。钙质是需要提前储存到身体里的，这样才会在需要的时候取用，所以平时感觉不到自己缺钙的时候，就要有意识地适当补充。

2.注意生活起居

产妇在产后出现腰腿痛的症状时,需要特别注意经期的个人卫生,要保持清洁,避免泌尿系统受到感染。在日常工作生活中,如果需要长时间地站立或者坐着,要隔一段时间适当地活动一下腰部,缓解腰部的疼痛。另外,把一些经常要拿的东西,如尿不湿、奶粉、纸巾等放在触手可及的地方,高度适中,不需要经常弯腰;婴儿车、婴儿床也要调整到合适的高度,避免抱、放婴儿时过多地弯腰;家里有需要弯腰多的家务活要多让另一半分担,有条件的家庭可以雇保姆。

3.注意喂奶姿势

如果产后腰腿痛是喂奶的姿势不对造成的,那么产妇在给婴儿喂奶时一定要注意姿势正确,可以多备些柔软的靠垫或哺乳枕之类的用品。

4.积极进行产后康复运动

虽然说产后不适合大量的运动,但是适量的运动对缓解产后出现的腰腿痛是有一定帮助的,比如做做简单的瑜伽,在屋内来回地走动走动,或者按摩一下等。适量的运动可以缓解身体肌肉的僵硬,促进血液循环,腰腿的疼痛感自然会有所降低。

5.平衡膳食,适当加强营养

身体的疼痛多数是由于营养不能滋补筋络和气血造成的,所以通过食物疗法也可以在很大程度上缓解产后的腰腿痛。产后腰腿痛的女性,日常可以多利用相对应的食材进补,比如益母草、鱼、鸡蛋等。

6. 家人应注意对孕产妇身心的关爱

女性为了完成生命延续这个伟大使命的确付出很多，特别是十月怀胎，产后日日夜夜照顾婴儿，在这个过程中，她们的身体往往会落下很大的亏空，所以需要坐月子来调理。短短 42 天过后，她们还会接着继续漫长而辛苦的养育，难免身心疲惫，出现各种身体疼痛。这时候，了解产后腰腿痛应该怎么办就显得尤为重要了，不仅孕产妇本人，孕产妇的家人也需要好好地了解，给予她们更多身心的照护，帮助她们科学应对这些身体上的不适。

骨盆前倾

骨盆前倾，即骨盆向前病态偏移，腹部向前凸出，耻骨联合分离、坐骨结节向上移动。骨盆前倾最典型的特征就是"假翘臀"，看似前凸后翘，实则是骨盆发生了倾斜。

分娩以后出现的骨盆前倾，是由于在怀孕期间随着胎儿的发育和子宫的增大，女性的腹部向前突出，对脊柱及骨盆部位产生过大的压力，为了保持身体平衡，身体就会出现一些代偿性的变化。

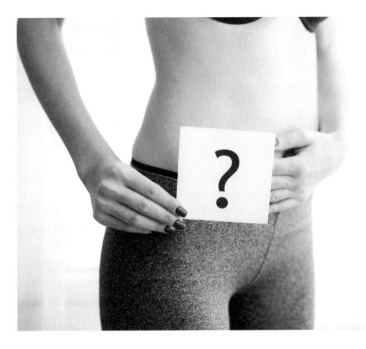

判断骨盆是否前倾最简单的方法就是让患者靠墙站立，患者腰部与墙体会有一定的距离，若是能伸进一个拳头，就可以直接判断为骨盆前倾。

患有骨盆前倾还可以直接在外观上发现改变，患者的肚子部位向前凸出，臀部向后凸出。另外，患有骨盆前倾会引起多种并发症，如妇科炎症、脊柱侧弯等。

骨盆前倾会使患者出现重心前移的情况，引起患者膝盖疼痛和腰背疼痛。一旦出现这些疾病，要及时进行治疗，会有专门的负跟鞋，但是不要自行治疗，否则容易导致疾病加重。

骨盆前倾其实准确来说就是骨盆变形的一种情况，骨盆出现前倾的情况是会直接威胁到健康的，其危害主要有以下 3 个方面。

1. 便秘

骨盆主要是保护腹腔脏器，如果出现前倾的情况就容易导致胃肠器官的位置发生改变，甚至压迫肠道，那么肠道的蠕动就会变得比较慢，这样就容易导致便秘。

2. 痛经

骨盆前倾会导致子宫、卵巢等形态改变，子宫内膜在脱落的时候就会变得不顺畅，因此容易出现痛经。

3. 腰背痛

骨盆发生改变后，腰部血管和神经可能会被压迫，就容易造成腰背部疼痛。

骨盆前倾，属于下交叉综合征中的一个症状，其实是一种常见的身体姿态异常，很多产后妈妈都会出现骨盆前倾。这种骨盆前倾状态，在生完孩子以后一般都可以自行恢复。对于妊娠期过度肥胖或者因多胎妊娠而导致腹部压力过大的女性，产后前倾的骨盆就不能完全恢复正常，可以在专业人员的指导下进行一些康复锻炼，在锻炼的同时积极减重，有助于前倾骨盆的恢复。

如果想要矫正骨盆前倾，日常生活中需要做好防护。首先，产妇应避免长时间过度劳累，应适当地锻炼身体。其次，产妇要多锻炼腹部的肌肉，循序渐进地增加腹部核心的锻炼。也可以选择背靠墙，使头、双肩、背、腰、臀、腿、脚后跟尽量贴靠墙面，站立 5~10 分钟，可缓解和改善骨盆前倾状态。

人体站立的时候是沿着一条轴线的，从侧面看，从上到下的一条垂直线能够通过耳垂、肩峰的顶点、躯干中线、股骨大转子凸出处、膝关节和踝关节的中心位置这些地方。

一般正常人会出现稍微偏移的情况，若是出现明显偏移，从体态上很容易就能看出来，不仅仅态差，而且还会影响到健康。而骨盆前倾就是很明显的体态改变的情况，表现为过度的骨盆前倾与腰椎前弯症状。

预防骨盆前倾，要少做以下这些事：

（1）怀孕期间不管站、坐、行动，都喜欢挺着腰；

（2）抱孩子的时候，为了省力喜欢用肚子支撑娃；

（3）长时间伏案学习工作，而且缺乏运动；

（4）坐在椅子上，喜欢把腿盘起来；

（5）走路的时候，O 形腿或膝盖向外屈；

（6）喜欢穿高跟鞋。

产后尿失禁

产后压力性尿失禁是指妊娠前无尿失禁，继发于妊娠和分娩后，于产后一年内发生，由于腹压突然增加导致的尿液不自主流出，但不是由于逼尿肌收缩压或者膀胱壁对尿液的张力压引起的。产后压力性尿失禁是产后尿失禁中最常见的类型。产后压力性尿失禁的特点是正常状态下无遗尿，而腹压突然增加时尿液自动流出。产后压力性尿失禁大多数为一过性，一般在产后几个月消失，症状严重者会持续存在，部分有压力性尿失禁的患者经过 5~12 年可能发展为中度到重度尿失禁。很多分娩后的女性不敢大笑、咳嗽及快跑，因为做这些动作就会引起尿失禁。

为什么产后会出现尿失禁呢？原因主要包括以下 3 个方面。

1. 括约肌松弛

自然分娩后，尿道内的括约肌因受到极度拉伸而变得薄弱无力，就像水龙头阀门关不紧，水压高了水自动流出来一样。剖宫产也可能导致尿失禁，由于手术切开腹壁和子宫，如果这些部位的神经受到损伤，感觉会受损，产后腹肌与盆底肌无法协同工作，也会产生不能良好控制排尿的情况。

2.孕产妇盆底肌承载力减弱

盆底肌维持人体正常的排尿、排便功能，对女性而言还能维持阴道收缩等。盆底肌在生产过程中因牵拉变得松弛，盆底肌对盆腔脏器的承载、约束能力减弱，盆腔器官综合协同能力减弱，可导致尿失禁。

3.牵拉分娩对产道造成不良影响

分娩时，胎儿先露部通过产道，使盆底韧带及肌肉产生过度伸张；特别是初产妇及手术者，如使用臀位牵引、产钳、胎头吸引器等，可直接损伤盆底软组织，影响复旧，可致尿道膨出，盆底软组织松弛，或有会阴切开裂伤等导致尿失禁。

当出现产后尿失禁，有哪些需要特别注意的事项呢？无论如何，不要因为尿失禁而减少饮水；喝水越多，膀胱就越能得到锻炼。为了避免不得不立刻去厕所的尴尬，可以采取以下方法：

（1）站在椅背后面，双腿交叉，给会阴部一定的压迫。

（2）快速有力地收缩盆底肌，即做凯格尔运动。

（3）蹲下来做系鞋带或捡东西的动作，可以暂时减轻膀胱的压力。

如果尿失禁症状严重，应咨询妇产科医生，由医生给出更合理的治疗方案。当使用保守方法无法解决尿失禁时，可根据病情考虑是否采取手术治疗。

第四章
产后身体需科学康复

产后康复的临床基础

随着人们生活水平的提高，新妈妈迫切追求产后能迅速恢复孕前的身材。为了让更多的妈妈能够享受到这种服务，医院也都积极开展产后康复的相关诊疗工作。

产后康复目前在临床上的应用也越来越受到重视，因为女性在生产完毕之后，身体虚弱、气血不足，需要一定的保养或者恢复，这些保养、恢复就是产后康复。产后康复主要包括身体的形态康复、子宫的恢复。

目前，无论是普通医院还是妇产专科医院，都有产后康复治疗项目和独立门诊，妇女生产完后到医院进行复查的项目也非常多。最重要的是，通过检查可以看出产后恢复的好坏，一般女性在生产后 42 天需要到医院进行复查，复查项目包括妇科 B 超检查，测量血压，量体重，血常规，检查乳房，检查盆底肌，腹部检查等。

在医院进行产后康复，主要包括的项目如下。首先是检查盆底，需要对盆底肌进行检查，明确盆底肌松弛的症状是否得到缓解，大概在产后 42 天，盆底肌肉就能够完全恢复。如果依旧存在盆底肌松弛，就需要进行积极的康复治疗，比如可以进行生物电刺激治疗。其次是检查子宫，需要进行子宫方面的检查，明确子宫变大的症状是否得到缓解，还需要检查辅助肌的收缩功能。如果持续存在子宫变大的症状，则需要尽量休息，避免提重物、干重活。

对于顺产分娩的女性，通常在产后 42 天复查盆底肌，如果有盆底肌松弛的问题，那就需要做盆底肌康复治疗来促进盆底肌的修复。产后修复通常是在产后 42 天开始做最好，因为这时恶露已经完全排净，子宫收缩也恢复正常，所以做产后修复不会影响子宫的收缩，也不会有恶露排出而引起炎症感染。

产后康复训练能有效促进盆底肌肉肌力的恢复，对于耻骨联合分离或骨盆倾斜等也能起到一定的治疗作用。如无特殊情况，女性在产后 42 天就可以通过产后修复有效治疗，越早修复治疗效果越好。

产后修复包括产后一般修复以及产后盆底康复。经阴道分娩的产妇在产后 6~12 小时内应该起床稍事活动，在产后第 2 天就应该在室内随意走动，之后根据体力来练习产后健身操的动作。行会阴侧切术或剖宫产的产妇可以在第 2 天起床活动，等到拆线以后，伤口没有明显疼痛感时也应该开始进行产后健身操的运动。尽早适当活动以及做产后健身操，有利于体力恢复，还有利于排尿和排便，减少或避免发生下肢静脉血栓，还能够促进骨盆底的肌肉及腹肌的张力恢复，避免腹壁过度松弛。

产后健身操包括能够增强腹肌张力的抬腿动作，以及能够锻炼骨盆底肌肉与筋膜的凯格尔运动。产后 2 周可以加上膝胸卧位等动作，以防止或纠正子宫后倾。随着体力的恢复以及产后的恢复，运动量也可以适当加大。因为正常的产褥期应该是产后 6 周，这时候除乳腺还在继续哺乳以外，产妇的其他各个器官，包括子宫的复旧以及盆底组织的复旧都基本完成。

产后康复项目有盆底肌修复、子宫复旧不全修复、妊娠纹修复、产后塑形、产后瘦身等。在产后康复项目中，盆底肌修复是很重要的一项，产妇可到医院进行盆底肌功能的筛查，根据检查结果进行盆底肌康复治疗，通过电刺激使盆底肌恢复到正常状态；生活中要多休息，保持心情愉快，避免便秘、过度增加腹压等；在专业医生的指导下坚持做一些盆底肌康复训练；适当锻炼身体，多做有氧运动，比如游泳、瑜伽等，帮助身体尽快地恢复。

由于社会发展进步，女性对于自己产后康复的需求在不断增加，所以，医院在产后康复的临床应用方面也较以往开展得更为广泛。一般医院从女性怀孕开始一直到产后检查，会全方位地帮助女性掌握孕产知识和产后康复知识，具体包括以下 3 个方面。

（1）在孕妇怀孕的时候，医院鼓励和提倡孕妇积极参加孕妇学校的学习，通过线上、线下孕期保健知识的系统学习，对孕期保健、产时保健、产后保健有了基本认识，对于分娩方式的选择（剖宫产或顺产）有了一定的了解，更好地实现了医患配合。女性建立健康理念，为生产做好准备。

（2）入院生产前，医院向孕妇及其家属详细告知可选择的分娩方式，举办孕妇和家属参与的情景式模拟分娩实操，减少对分娩的恐惧心理；详细告知计划性剖宫产的程序，不推荐无医疗指征的剖宫产；计划外或急诊剖宫产时几乎没有准备的时间，因此产检时应将剖宫产的手术指征、风险、益处及替代方案告知孕妇。

（3）医院科学合理地对产妇进行产后康复管理。医院会利用网上医疗和产后专科门诊等多种方式，建立患者"云门诊"。产后42天复查，全面评估产后恢复情况。

产后康复疗法

产后康复疗法是指在先进的健康理念指导下，利用传统医疗技术手段，并与现代科技相结合，针对妇女产后这一特殊时期的心理和生理变化进行主动的、系统的康复指导和训练，包括对产妇心理以及产后乳房、子宫、阴道、盆底、形体、内分泌、妊娠纹、营养等内容的咨询、指导和调整，使产妇在分娩后6个月内身体和精神状况得到快速、全面的健康恢复。

产后康复的本质不仅是身材的婀娜，体态的优雅，更重要的是生理功能的恢复，还有体能、运动能力、生殖能力、性能力等都尽量恢复到孕前的最好状态。

产后常见康复需求主要包括以下 6 个方面。

1. 骨骼关节系统恢复

十月怀胎，宝宝的重量有可能使妈妈腰椎前凸变大、骨盆前倾、腹直肌分离等，这些都是从少女成为妈妈的重要一步，进而分娩时耻骨分离，使得整个骨盆变形，髋关节移位，形成"大屁股"的骨架，大妈的形态显露无遗。

骨骼关节系统的恢复就是尽量恢复到孕前的身体形态，把骨盆和腰椎从经过怀孕负重后略微改变的状态恢复到正常。大多数人会随着产后雌激素水平的下降而恢复，如果变形严重，就需要寻找专业医生给予干预和治疗。

2. 肌肉失衡改善

肌肉群的失衡多由腰椎、骨盆、髋关节的改变以及盆底下坠所致，虽然可以改善，但是别指望只通过肌群失衡的康复训练来完全改变"大屁股"的体态，还要加上专业的骨盆恢复，才能告别"大屁股"。

3. 子宫复旧

分娩可能造成子宫内膜异位甚至脱垂，这种情况在少运动、体能较弱的产妇中更为常见。子宫复旧不良，容易导致产妇恶露不绝，甚至引发一些妇科疾病。因此，子宫没恢复好的产妇，一定要抓紧时间做子宫复旧。可通过电刺激促进子宫局部血液循环，帮助子宫肌纤维收缩，排出恶露，加快子宫复旧。早期进行子宫复旧的电刺激治疗，还可以防止子宫复旧不良的发生。

4. 盆底恢复

妊娠和分娩的过程中不可避免地会对盆底肌肉造成不同程度的损伤，导致盆底功能障碍，容易出现产后性生活不和谐、漏尿、子宫脱垂等症状。如果受损的盆底肌肉不能及时恢复，当女性进入更年期后，随着整个身体生理功能的下降，漏尿、子宫脱垂等现象会更加严重。所以，女性产后 42 天要及时进行盆底筛查，配合医生进行盆底康复治疗，同时坚持家庭训练，才能维持盆底的终身健康。

5. 腹直肌分离修复

盆底肌的修复大部分医院和产后修复中心都有，但是腹直肌的修复可能就没有那么普及了。生完宝宝后，产妇松弛的腹部肌肉并不能马上恢复到原有的形态和位置，多余的赘肉在腹部形成突起，非常影响美观。所以，腹直肌修复也是需要普及和学习的。

6. 体貌、身材恢复

产后体貌修复包括瘢痕修复、妊娠纹修复等，身材恢复主要涉及"水桶腰""大象腿""梨形臀""蝴蝶袖"等产后身材问题。这些问题一部分可以通过坚持健身或身材管理解决，还可以利用现代技术来辅助恢复，如减脂塑形、瘢痕修复、淡化妊娠纹，很多妇产科康复中心目前已开展了相关服务。

由此可见，产后康复是全方位的。从怀孕开始，女性身心都会发生巨大的改变，不仅有身体的疼痛、劳累、心理的压力，而且产后还要担负着照顾新生命的责任，虽然辛苦，但有很多女性仍然没有忘记对美的追求，因为这是同样重要的需求。

产后康复服务的主要内容

产后康复包括多项内容，既有生理上的帮助恢复，也有对产妇心理上的照护与指导，这样才能算作严格意义上的产后康复服务。那么，产后康复服务具体都包括哪些服务内容呢？主要有以下 5 个方面。

1. 为产妇提供产后健康检查与评估

产后 42 天的检查，是对产妇恢复情况的一次重要评估，也是确保母婴健康的关键环节。

产后复查要检查产妇全身各个器官的恢复情况，最重要的是生殖系统——子宫、阴道及外阴的恢复情况，检查内容包括以下两个方面。

（1）一般情况：监测血压、心率、体重。

（2）询问恶露持续时间：如果持续未干净，要询问恶露有无异味，必要时做超声检查，以排除胎盘、胎膜残留。

产后盆底功能检查、评估及康复治疗的最佳时机一般在产后6周左右，在恶露干净后进行。医生会仔细询问病史，包括有无合并慢性便秘、慢性咳嗽、糖尿病等容易导致盆底功能障碍性疾病的高危因素。常规检查主要包括会阴检查、妇科检查。会阴检查主要检查会阴有无伤口，伤口愈合情况（有无红肿、硬结、触痛或压痛），会阴体弹性，阴道口能否闭合，最大屏气向下用力时会阴平面下移程度及同坐骨结节平面的关系。另外还会检查会阴骶神经分布区域的痛觉温觉，了解有无神经损伤。妇科检查主要了解子宫位置及复旧情况，还有一项就是盆底功能评估，盆底功能评估主要涉及盆底肌力、直肠检查、阴道收缩压。

2. 为产妇提供情绪测评和心理调适

指导帮助产妇调整产后心态，使产妇适应产后角色转换，促进家庭和谐。

由于妊娠特殊状态及内分泌变化，加上家庭及工作等各方面的压力，孕产妇成为心理问题的高危人群。作为新手妈妈，面对健康、活泼、可爱的小生命，一定要适应孩子的存在，调整好自己、孩子与其他家庭成员之间的关系。抚育一个孩子是要付出全身心努力的，因此要用肯吃苦、负责任、宽容、乐观的心态去对待产后的所有事情。生孩子是一个快乐的生理过程，我们呼吁社会，呼吁产妇的家庭成员，千万不要把产妇当成病人，过度的呵护和不信任，都会对产妇的心理产生不正常的阴影，从而引发产后抑郁症，不利于产妇心理和身体的康复，也不利于婴儿的健康成长。

3. 为产妇提供健康咨询与指导

（1）产后营养指导：对产妇进行常规的产后膳食指导，进行膳食情况的调查分析，了解产妇产后营养状况，帮助产妇制订科学的产后食谱，合理控制各类营养素的摄入量，适当选用营养补充剂，促进产妇健康和正常泌乳。

（2）产后性生活与避孕指导：针对产妇的具体情况，对产妇进行产后避孕和性生活指导。哺乳的产妇应以工具避孕为首选，不哺乳者可选择药物避孕。

4. 帮助产妇制订科学的产后形体康复训练计划

指导产妇有针对性地参与产后形体塑身等训练，促进产妇产后身体的健康恢复及形体重塑，提高产妇产后的生活质量。一般包括以下3个方面。

（1）形体恢复：针对产后腹部松弛、腹直肌分离、下肢肌力减退、腰背部酸痛、妊娠纹等情况，指导产妇进行科学运动，并根据需要选择手法按摩、仪器理疗、中药熏蒸等治疗方式，促进产妇形体恢复。

（2）皮肤康复：包括剖宫产的腹部切口康复、妊娠纹和产后面部色素沉着的康复，可以采用产后康复仪器和保健按摩等方法，促进腹部切口瘢痕软化、妊娠纹及产后面部色素沉着淡化等。

（3）排尿功能康复：阴道分娩时胎头压迫膀胱时间过长，使膀胱产生不同程度的水肿或麻痹，可能出现产后排尿不畅或尿潴留。可采用产后康复理疗等方法，预防和改善产后尿潴留，促进产后排尿功能的恢复。

5. 将传统医疗与现代产后康复技术和设备相结合

对产后身体进行主动性的康复治疗，促进妇女产后内分泌调节、子宫复旧、阴道恢复弹性、乳腺疏通、性生活和谐、形体恢复等。

康复医学是与预防医学、临床医学、保健医学并列的四大现代医学门类之一，产后康复医学的目的是通过物理疗法、运动疗法、生活训练和心理咨询等多种手段使产妇尽快得到最大限度的恢复。康复医学以患者为主体，以恢复功能为目的，以人的生活质量为主，使有需要进行修复的人最大限度地得到恢复。因为是以康复为主，所以，只有临床医疗手段还不够，需要结合现代产后康复技术和设备才能更有效果。

产后康复的最佳时机

女性十月怀胎，将自己身体之精华供给胎儿，加上分娩时的生产创伤、出血及损耗元气，产后虚弱、疲乏，抵抗力大大降低是很自然的事，所以从古至今妇女一直用"坐月子"进行产后康复，其目的就是调养身体，恢复健康。但是，随着现代社会工作和生活节奏的加快，很多生产完的女性由于各种因素的影响，难以保证坐月子的质量，因此会在产后不久就开始出现诸多问题，比如疼痛、奶水不足、肥胖、抑郁等。

如果身体本身没有在月子里调养好，之后又没有选择产后康复或选的时机不对，往往身体的恢复就很难达到最佳状态。所以抓住产后恢复的黄金时期，犹如女性生命的第二次绽放。同时，产后康复也是一个循序渐进的过程，把握正确时机方可获得最佳效果！

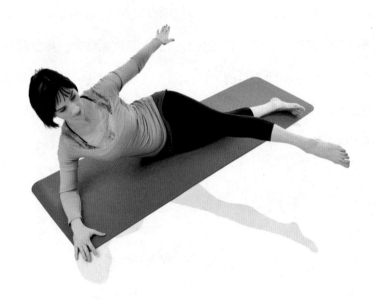

有句话说得好，真正的产后康复来自孕前，也可以说产后康复是一个全周期康复过程，从备孕期开始一直到产后都需要重视。

备孕期的时候先调理体质，主要通过气血调理使身体达到气血充盈、骨骼健壮的状态，通过规律的睡眠和营养均衡的饮食，使身体处于健康、充满活力的状态，这样在怀孕的时候才会气血足、关节稳定，皮肤有弹性。

孕期的时候，孕妇主要是听从妇产科医生的建议，做到营养合理，控制体重，生活起居规律，科学缓解疼痛，改善全身循环系统，以达到最佳状态，为分娩做好准备。

哺乳期确保乳腺畅通、心情舒畅，可以让专业医生指导进行乳房保健，也可以借助营养中心的帮助，打造既有营养又不会让人发胖的饮食，在哺喂宝宝的同时渐渐恢复自己的气血与失调的身材。

产后尽早进行气血调理和体态调整，让离位的脏器归位，针对疼痛进行调理。

如果没有在备孕期和孕期做好产后康复的准备，那么生产完以后也有几个关键时期，具体如下。

1. 产后康复的黄金期

产后 42 天至 6 个月内，属于产后恢复的黄金期。此时，产妇的身体最为虚弱，各项身体指标均处于严重失衡状态，如果在这段时间内气血得不到恢复，很容易拖延恶化成各种疾病。

2. 产后康复的理想期

产后 6 个月至一年半以内，属于产后女性的理想恢复期。经过黄金期的恢复，产后女性本身的气血恢复也已基本完成，处于恢复肌体损伤的最佳时机。

3. 产后康复的有效期

产后一年半至 3 年内，属于产后女性的恢复末期。在这个阶段，应进行综合调理，使身体机能达到最佳平衡，平稳过渡到正常生活阶段。

所以，产后恢复很重要，生产后 6 个月内都是产后恢复的黄金期，这段时间一定要好好把握机会，对身体进行全面的恢复。

选择自然分娩和剖宫产的产妇在康复时间上也略有不同，自然分娩的产妇产后康复时间表如下：

产后 2 小时（子宫复旧、催乳）；

产后 4 小时（产后尿潴留预防与治疗）；

产后 1 天后（对肌肉酸痛进行镇痛与治疗）；

产后 2~3 天（乳腺疏通，对缺乳现象进行干预）；

产后 7~15 天（乳腺疏通、催乳，促进泌乳）；

产后 42 天（对身体进行综合检查和评估，到正规妇产医院进行常规检查、盆底检查、子宫检查、乳房检查等，目的是让医生更好地了解产妇的恢复情况，及时发现异常并及早干预）；

产后 3~6 个月（盆底功能评估治疗、腹直肌分离治疗、阴道松弛治疗）；

产后 1~3 年（盆底功能评估治疗）。

顺产无侧切撕裂：可以从产后 7 天开始引入适当的专业运动指导，月子期间的运动和其他时期的运动完全不同，从力度到练习精准度一定要根据自己的身体情况，不能强迫身体进行高强度的训练。

顺产有侧切撕裂：可以从产后 10 天开始引入适当的专业运动指导，有些产妇也可以从 7 天以后开始适当运动，有些产妇要从 15 天开始，具体时间取决于刀口的疼痛程度。

剖宫产的产妇产后康复时间表如下：

产后 6 小时（子宫复旧、催乳）；

产后 8 小时（拔尿管后尿潴留预防与治疗）；

产后 1 天后（对肌肉酸痛进行镇痛与治疗）；

产后 2~3 天（乳腺疏通，对缺乳现象进行干预）；

产后 7~15 天（乳腺疏通、催乳，促进泌乳）；

产后 42 天（对身体进行综合检查和评估，到正规妇产医院进行常规检查、盆底检查、子宫检查、剖宫产伤口检查、乳房检查等，目的是让医生更好地了解产妇的恢复情况，及时发现异常并及早干预）；

产后 3~6 个月（盆底功能评估治疗、腹直肌分离治疗、阴道松弛治疗）；

产后 1~3 年（盆底功能评估治疗）。

剖宫产算是一个中型手术，一般建议产后 15~20 天等刀口没有疼痛感后，再开始康复训练。刀口在修复过程中很容易发痒和粘连，所以内裤一定以宽松为主。

修复第一阶段为产后 42 天至 3 个月，如果错过孕期和月子里的修复，那么这个阶段是产后修复速度最快的阶段。

第二阶段为产后 3~6 个月，第三阶段为产后 6~12 个月，这两个阶段虽不如第一阶段修复那么快，但只比第一阶段相对慢了一点点，仍处于修复的黄金期和理想期。有不少产后女性会选择等不再生育后进行一次性修复，这样当然也可以，只是如果这样选择的话，你可能需要用更多的时间解决身体被破坏的组织，花费的时间成本和经济成本会翻很多倍，就好比如果腹部出现松弛，会发现一胎比一胎松，当真的开始修复时可能为时已晚。

当然，每个人的体质不同，术后恢复的状况不同，产后康复效果也不同。有不少人觉得产后康复可有可无，而有的人则把产后康复当成头等大事，有任何一点点产后问题都紧张得不行，其实这两种态度都是不可取的。需要看自己的实际情况，根据医生科学、合理的检查和评估，选择最佳时间进行修复。

产后康复训练

很多女性虽然有了产后康复的意识，但不知道具体要做哪些训练。产后康复训练一般包括感受训练、力量训练、反应性训练、灵活性训练和全身性训练。

1. 感受训练

产后无论是盆底肌、腹直肌还是产道，经过拉伸暂时失去弹性，这部分的肌肉感受力会降低，甚至最开始的时候什么都感受不到。这个时候需要对感受力进行训练，感受训练是针对长时间反应速度较慢的肌肉进行的，比如括约肌的收缩、盆底肌的收缩等。进行感受训练的时候，所用力量可不超过全部力量的30%，循序渐进地进行训练，让肌肉的感受力慢慢增强。

2. 力量训练

盆底肌无力量就会发生产后尿失禁，感受训练的下一步是力量训练。对盆底肌进行力量训练，是改善盆底肌功能不佳的有效途径。可针对盆底肌肉进行自主收缩训练，具体方法是收缩肛门或者是收缩阴道，收缩阴道可以坚持 3~5 秒钟，然后放松，休息 3~5 秒钟后再进行下一次的收缩。反复进行 10~15 分钟，一天可以练习 1~2 次，可以采用仰卧位、站立位或者坐位的方式训练。

3. 反应性训练

无论是盆底肌修复还是骨盆修复，其核心都是围绕盆底肌的修复进行，而骨盆修复还要针对骨盆错位进行纠正，纠正的主要目标是韧带和肌肉。盆底肌修复使骨盆间原本松弛的肌肉韧带变得紧致，从而促进骨盆的复位。反应性训练的具体做法是尽可能用最大力气收缩盆底肌，然后放松，重复 3~5 次，3 轮下来重复 9~15 次。

4. 灵活性训练

产后的女性因怀孕或哺乳造成身体肥胖和身体活动受限，全身关节都没有孕前灵活、有弹性，需要进行灵活性训练，让身体告别类似腰腿痛、肩背痛、关节痛等症状。

5. 全身性训练

在孕期时孕妇体内会产生松弛素，便于分娩。这种松弛素也会松弛身体的每一处关节、韧带、结缔组织。产后如果没有及时对身体进行修复，很多孕妇会出现身材走形、器官错位的现象。很多孕妇会通过塑形健身针对某个部位的状况有针对性地锻炼，其实有时候这样的锻炼并不能很好地促进产妇身体的恢复，因为我们忽视了身体是一个整体，区别对待某个部位去锻炼反而会影响到其他部位，要想获得良好的产后恢复效果，就要将身体视为一个整体，全面而协调地进行训练。

产后康复机构的选择

目前，产后康复已经越来越受到人们的关注和重视，但新的问题也随之而来，因为可选择的产后康复机构有很多，以至让很多有产后康复需求的女性不知道怎么选择才是科学合理的。她们常常会有下列问题。

"五花八门的产后康复机构到底都在做什么项目？"

"我是否需要做？"

"到底该怎么选择？"

"市面上各种居家产后康复神器，哪些真的有帮助，哪些绝对不能用？"

在选择产后康复机构的时候，不太专业的看不上，太专业的怕费用太高，而很多医院之外的第三方机构更让人摸不着头脑，项目五花八门，价格参差不齐，于是便有了产后康复选择困难症。

近些年，市场上对产后康复的专业度要求越来越高，因为生产后，妇女的身体、心理都处于十分脆弱的阶段，是各种产后疾病的高发期。而产后康复服务水平标准不一，机构鱼龙混杂，也给整个市场的规范和管理带来不小的障碍。

目前产后康复机构主要有正规医疗机构的产后康复服务中心、第三方美容美体或产后修复机构、产后康复上门服务3种。

第一种：正规医疗机构的产后康复服务中心。正规医疗机构的产康服务中心一般多在妇幼保健医院或其他医院的妇产科部门设立。近年来在我国，产后康复渐渐为大众所接受，一些有产后康复需求的妈妈们也会选择到正规的医疗机构进行产后综合评估与治疗。

正规医疗机构的优势在于全院多学科专业团队能够全程参与，团队成员包括产科、儿科（新生儿科）医生，康复保健医生，中医师，母婴康复治疗师等。专业团队共同合作，真正实现对产妇和宝宝的持续健康关爱。科学的产后康复服务针对产后妇女身体的主要器官实施精准治疗，如子宫、阴道、乳房、盆底等，目前临床上主要的治疗项目有子宫复旧、产后乳腺疏通、产后疼痛管理、产后形体恢复和盆底功能康复。另外，正规医疗机构可以对产妇的身体进行全面的评估与检查，明确真正需要康复的器官并进行有针对性的治疗与帮助，而不会眉毛胡子一把抓，给产妇做不必要的治疗。

目前社会上也有类似私立高端国际化的产后康复服务中心和正规三甲医院产后康复中心，是真正有需求、经济能力允许的人的首选。因为这样有实力的机构，对于设备的选择会有专业的渠道，通过招标选取，仪器和设备过硬，修复的效果才有保证。

第二种：第三方美容美体或产后修复机构。这类产后康复中心或会所，一般属于"产后恢复／产后修复"门店，属于美容美体服务，并非真正意义上的产后康复服务。"康复"属于医疗用语，只有取得卫生部门颁发的"医疗机构执业许可证"的机构才有权使用，"产后恢复"与"产后康复"，一字之差，失之千里。

所以，对于真正有产后康复需求的人来说，不要轻易选择社会上那些小的美容美体或月子中心，一定要去正规、有医疗资质的机构治疗。

第三种：产后康复上门服务。随着线上医疗的不断发展，产后康复上门服务也成为可能，并被越来越多的产妇所接受。由三甲医院妇产科、康复科、中医科、营养科、外科、心理科等多个学科医学专家组建的专业女性产后恢复医学技术团队上门提供专业细致的服务。

很多正规医院都在积极推出产后康复上门服务，尤其是公立医院上门服务的医疗团队拥有一批技术过硬、责任心强、经验丰富的专业人才，配备有国际领先水平的盆底评估、治疗的仪器设备，可以为产妇提供便捷、舒适、优质和全方位的产后康复上门服务。

如果产后身体虚弱并且去医院进行康复的时间不充裕，可以选择上门服务。未来，随着"互联网＋"的发展，产后康复上门服务将成为常态。

综合而言，无论选择哪一种机构为自己进行产后康复训练，可以有一些基本的参考，主要包括以下 3 个方面。

1. 看资质

产后康复虽然不是治疗疾病，但离不开对于女性身体构造的熟悉和生理方面的知识积累，所以，一定要看提供产后康复服务的机构是否具备相应的医疗和康复资质。这里所说的资质既包括营业许可证，也包括专业能力。

2. 看专业

产后康复需要骨科、妇产科、营养科等多学科的专业知识，既要有理论也要有实践，专业的事交给专业的人才能有保障，所以，应选择一家专业全面、拥有高素质专业人才的机构，这样才更有保障。

3. 看口碑

现在是互联网时代，任何一家服务或医疗机构，专业是否过硬，效果是否好都有人在评价，大家说好才是真的好，如果一家机构消费者对其口碑和评价是负面的，就要慎重考虑，以免引起后续维权的麻烦。

产后休息与运动

随着胎儿的出生，产妇的体重在数字上一夜之间发生改变，很多产妇急着想恢复到孕前的状态，也有不少产妇却因为要照顾婴儿而摄入更多的营养，导致比孕期更胖，这其实是两个极端。过早进行康复或者放任自己不进行康复，都是不科学的。想要恢复到孕前的状态，是需要一些时间的。韧带的松弛在产后几个月会持续影响产妇的关节，如果是母乳喂养，则对产妇的影响更久。所以，产妇产后的休息与运动需要合理配合，在运动练习的选择上要谨慎，应避免过度伸展、大范围运动和单腿负重运动。

在休息方面，要科学"坐月子"，只有坐好月子，身体机能才能变得更好，那样才能为以后的运动打下基础。以下4种落后的坐月子方式要尽量避免。

1."捂"月子

在老一辈人的传统思想里，产妇不能受风，哪怕是夏天坐月子也要关门闭窗，不留一点缝隙，并且要让产妇穿长衣长裤，即使产妇因为身体虚弱已经每天大汗淋漓也必须"捂"着，这其实是不科学的，过分追求"捂"，会导致产妇生殖器感染。产妇坐月子应保证居室具有良好的通风条件。室温过高时，可用空调或电扇适当降温，尤以空调降温更为理想。但无论是自然风还是空调或风扇吹出来的风，都不能直接吹到产妇身上。室内通风良好，才能有新鲜的空气和适宜的温度，对产妇产后休息与身体机能的恢复起到帮助作用。

2."坐"月子

经过了妊娠和分娩，产妇的体能大量消耗是事实，但不能因此而久坐或久卧在床上不活动，而应该从事一些力所能及的日常活动，这样才能保证气血通畅。产妇只是生产而不是生病，所以不能以"坐"为准，做一些力所能及的事情也是一种轻微运动，能帮助盆底肌恢复得更快、更好。

3."淡"月子

有的老人认为月子里吃盐会影响产妇的奶水，所以会建议产妇坐月子期间饮食无盐，有的家人为了催奶会让产妇喝不放盐的猪脚汤，其实这样的做法是不可取的，因为任何一种食物如果味道特别寡淡的话都会影响食欲，而产妇的身体能量全靠食物中的营养来供给，适量的盐会增加食物的摄取量，能补充大量的维生素和蛋白质，有助于产妇身体的恢复。而且坐月子时产妇会大量排汗，也会丢失盐分，所以适当地补充盐分是必要的。

4. "补"月子

为了能让宝宝尽快吃到母乳，很多产妇在生产后便开始喝下奶汤或药。其实，产后不宜过早喝下奶汤。剖宫产的产妇出奶会慢一点，不必过于着急。若过早食用下奶汤，可能会造成后期乳汁淤积，导致乳腺炎、产后发热等疾病。

分娩后产妇为补充营养和有充足的奶水，一般都重视产后的饮食滋补。但是应注意大补特补既浪费财力又有损健康，还容易导致肥胖。肥胖会使体内糖和脂肪代谢失调，引发各种疾病。此外，营养太丰富，必然使奶水中的脂肪含量增多，而婴儿消化能力弱，不能充分吸收，就会出现脂肪泻，长期慢性腹泻会造成营养不良。

所以，产妇在产后要避免以上4种坐月子误区，应以卧床休息为主，逐渐适当地增加活动量。产后早期活动可促进宫内淤血排出，有利于子宫收缩，减少感染的发生，还可促进血液循环，防止血栓形成和肠粘连，有利于全身经脉畅通及伤口愈合。所以产妇要引起重视，但同时也要避免活动量太大和久坐、久蹲、久站、大笑、咳嗽等情况，因为这些情形可导致腹压增大，可能引起子宫下垂、阴道壁松弛膨出。

不宜产后自行运动锻炼者包括：产褥感染者，患妊高征者，会阴严重撕裂者，剖宫产术后伤口愈合前、患有产后出血及其他产后并发症、妊娠合并心肝肾功能不全及肺部疾病者等。

产妇在产后要避免剧烈运动，运动要有计划，循序渐进，量力而行，根据自己的身体状况决定运动量的大小，以不累不痛为原则，一定不能急于求成，使自己过于疲劳。

不管是自然分娩还是剖宫产，产妇身体上的改变可能至少要持续 1 年才能完全结束。有证据表明，产后早期的有氧能力和力量会明显下降，而适当的身体活动和锻炼能够促进身心全面健康。值得注意的是，女性相对于男性不喜欢参加身体锻炼，甚至为照顾子女的需求而妥协，进一步减少身体锻炼活动，从而加剧女性运动能力的下降。

在产后休息和运动方面，应遵循的一般原则包括以下 7 个方面。

（1）缓慢并柔和地开始运动：不要憋气。

（2）在每组练习之间进行放松并深呼吸。

（3）大量饮水（运动需要额外的水分和能量）。

（4）逐渐增加运动的时间和强度，避免运动时间过长。

（5）如果阴道分泌物变成鲜红出血，应立即停止运动，下次运动时放慢速度。

（6）缓慢增加运动的频率和时间。

（7）在提拉重物时，收紧腹部和盆底，避免腹部凸出或任何用力（在分娩后前 6 周，不要提拉任何大于婴儿重量的物体，尤其是剖宫产后）。

生产完以后，前 6 周产妇应避免的练习包括以下 4 个方面。

（1）膝盖至胸部的引体向上。

（2）桥式（仰卧位抬起臀部）。

（3）举起双腿卷腹，或仰卧起坐。

（4）谨慎选择腹部肌肉练习，避免扭转的练习（例如斜向卷腹）。

不同的分娩方式运动方式也有所不同。对于自然分娩的女性，分娩后开始进行放松、呼吸、牵拉及盆底肌练习是安全的；低强度的有氧运动及低冲击运动是安全的；产后第 1 次检查结束后，再开始进行中等强度的有氧运动。

对于剖宫产的女性，运动要适当晚一些，产后第 1 周内的家庭活动限制在自我护理及照顾婴儿，直至产后第 3~4 周，可继续进行大多数的家庭活动；产后 6 周的检查结束后，再进行中等强度的有氧运动和腹部练习。

另外，对于产后虚弱的女性来说，散步的运动强度小，实现起来容易，是最简单、最有效的锻炼方式。不过要注意，散步也需要循序渐进，刚开始散步时最好一次散步 5~10 分钟，以后慢慢地增加到每次散步 30 分钟左右。最好每次增加的时间不要超过 5 分钟，循序渐进增加。

产后体质与体能管理

体质与体能是人的身体健康水平、大脑机能状态及人体基本活动能力（走、跑、跳、投、攀爬、支撑、搬运、负重、平衡、翻滚等人们在日常生活、劳动和运动中不可缺少的基本能力）等生理、心理状况的综合反映。体能就其本质而言，特指人体质的强弱和人体的基本活动能力，即人体在运动、劳动和生活中所表现出来的克服阻力的能力、快速动作能力、持续工作（运动）能力、协调的运动能力和灵敏准确的动作能力等。

中医一般把人的体质分为 5 类，分别为寒性体质、热性体质、气虚体质、阳虚体质和血虚体质，不同的体质在管理与康复上也有所不同。

（1）寒性体质宜温补。寒性体质的产妇产后脸色苍白、怕冷，舌苔白，易感冒。进补以温补食物为主，忌食寒凉蔬果。一般产后 1 周内少食蔬菜生果，第 2 周可吃热性蔬菜，第 3 周起可以吃"温性"蔬菜和水果。

（2）热性体质宜降火。热性体质的产妇产后面红目赤、怕热，容易便秘、长痘痘。进补不宜食用热性过大的食物，宜选性平、降火的食物进补。

（3）气虚体质需补气。气虚体质的产妇产后面色偏黄、口唇色淡，易出汗，健忘，情绪不稳定，经常对宝宝或自己的身体状况过分担忧。进补宜选具有补气作用、性平、味甘或甘温的食物，再配以营养丰富、易消化的平补食物。

（4）阳虚体质要壮阳。阳虚体质的产妇产后易出现腰膝酸软、畏寒惧冷、头晕耳鸣、尿意频数等症状。进补宜适当多吃一些温阳壮阳的食物，少吃生冷黏腻之品，即使在盛夏也不要过食寒凉之品。

（5）血虚体质多补血。血虚体质的产妇产后易出现头晕眼花、心悸少眠、四肢麻木、面色发白或萎黄、乳汁质稀量少等症状。进补宜选性平、味甘或辛温食物，适当多吃含铁质的动物肝脏，再配以蛋白质、维生素 C 含量丰富的食物。

不少女性生完孩子后往往伴随着体质的下滑，各种各样的慢性疾病和妇科疾病就会接踵而来，无论何种体质，如果出现身体亏空，往往是蛋白质不足造成的。如果蛋白质不足，那么身体各个器官组织就会出现松弛，缺乏弹性，人体免疫力下降，生殖器和内脏不能很好地修复。

如人体缺乏优质脂肪，就会出现细胞膜不够完整，皮肤暗沉、长斑、长痘等问题，细菌、病毒容易入侵人体，身体脂溶性毒素不易排出等。同时优质脂肪也是婴儿大脑和神经发育的重要物质。

体内钙不足会导致骨质疏松、牙齿脱落。因为如果身体缺钙，身体就会把储藏在骨骼和牙齿中的钙调到血液中，以保证生理活动的需要。另外，如果人体缺乏钙，神经细胞得不到修复，人就容易失眠多梦、焦虑、紧张。很多产妇会出现产后抑郁，与这些神经营养物质的缺乏有相当大的关系。

所以，要根据医生的诊断，发现自己属于哪种体质，然后有针对性地合理饮食，先保证体质变好，才能有更好的精力去做体能训练。

产后体质对日常生活的影响分为以下 3 个方面。

1. 对有氧能力的影响

产后女性长期缺乏运动导致有氧能力显著下降，在日常生活中经常感到体力不支、易疲劳，存在睡眠障碍、焦虑和抑郁等状况，影响生活和工作质量。产妇通过有规律的有氧运动，肺活量开始增加，有氧能力得到提高，能够显著改善自己的身体形态，并达到控制体重、降低体脂率和腰臀比等目标，同时还能够提高心脏功能，改善心血管功能和心脏储备能力。

2. 对肌肉耐力的影响

受传统观念"坐月子"（产褥期）的影响，女性产后 1 个月之内基本是在床上度过的，会导致产后女性全身乏力，肌肉力量下降迅速，不利于身体快速恢复。

3. 对柔韧性的影响

柔韧性是身体健康素质的重要组成部分，它是指身体各个关节的活动幅度以及跨过关节的韧带、肌腱、肌肉、皮肤和其他组织的弹性伸展能力。产妇在产后由于骨盆尚未完全恢复，且怀孕期间运动量减少，导致身体柔韧性下降。产后柔韧训练可以保持肌腱、肌肉及韧带等软组织的弹性，可以使动作更加协调、准确、优美，同时在体育活动和日常生活中可以减少由于动作幅度加大、扭转过猛而产生的关节、肌肉等软组织的损伤。

总而言之，对于产妇体质与体能的管理，首先应纠正自己体质上的不足，建立一定的肌肉和骨骼方面的基础，然后再进行柔韧性和塑身方面的锻炼，最后才能达到真正意义上的康复。如果产妇肌肉没有力量、体质虚弱，是无法在短期内进行运动康复的，否则会给原本并不富足的身体带来更多损耗。

第五章
康复，找到孕前的健康美丽

盆底组织的康复与治疗

盆底康复治疗是目前业内公认的有效并作为一线推荐的盆底功能障碍性疾病防治措施。盆底组织受损分为以下 3 个程度。

1. 轻度

阴道松弛，性生活不满意（性生活不和谐），小腹有坠胀感，尿频，尿急，便秘。

2. 中度

尿失禁，表现为咳嗽、打喷嚏、大笑、提重物或走路时发生漏尿，盆腔脏器（子宫、膀胱、直肠）脱垂，阴部有坠胀感，伴有小腹胀痛、盆腔疼痛、腰背酸痛等。

3. 重度

尿失禁，表现为站立时就发生漏尿，盆腔脏器脱垂至阴道口外，走路时会经常摩擦，引起溃疡、化脓或宫颈肥大等问题。

盆底康复的原理是应用生物工程技术、生物信息原理，针对不同患者采用不同频率的电刺激及不同效果的生物反馈模式，唤醒损伤的盆底肌肉，促进盆底血液循环，增加肌肉肌力和弹性，恢复盆底正常功能，增加女性生殖活力。

盆底肌损伤不但会引起下腹疼痛，还可能造成尿失禁，所以积极进行盆底组织的康复与治疗是非常有必要的。

那么，受损的盆底组织应该如何修复呢？

在临床上，根据盆底肌的受损程度，有不同的治疗方式。从日常行为、物理治疗干预到药物、手术治疗，适用于不同状况。

目前市面上有一种医疗器械叫作"盆底肌治疗仪"，这种治疗仪可用于盆底评估与生物反馈训练疗法，具体来说，是在专业人员的指导下，运用阴道探头感应，启动电刺激程序，刺激盆底的神经和肌肉，使神经和肌肉得到锻炼，让盆底肌有规律地收缩，增强其敏感程度和弹性，恢复盆底肌的功能，从而有效改善各种尿失禁、阴道前后壁膨出、轻中度子宫脱垂，提高广大女性的生活质量。

产后盆底肌有损伤的女性开展盆底肌训练，能降低盆腔器官脱垂及尿失禁等盆底功能障碍性疾病的发生。

盆底肌肉训练需兼顾以下 4 个方面。

（1）强度，肌肉收缩可以产生的最大张力。

（2）速率，最大张力和达到最大张力所需时间之比。

（3）持续时间，肌肉收缩可以持续或重复的时间长度。

（4）重复性，通过多次反复收缩达到一定张力的次数。

除了生物电刺激治疗外，还可以采取其他方法锻炼盆底肌，如腹式呼吸和凯格尔运动。

当然，盆底康复并不是一劳永逸的，需要不断巩固盆底康复的"成果"。坚持家庭盆底肌训练对于已经患过盆底疾病或者正在进行盆底康复的女性来说都非常重要，如果把在医院进行盆底康复比作老师在课堂上讲的知识点的话，那么家庭盆底肌训练就是课后的家庭作业，只有坚持家庭盆底肌训练才能将盆底康复的效果扩大化。事实上，只在医院做盆底康复但未在家里做家庭盆底肌训练，对很多患者来说盆底康复的效果并不十分理想。因此，坚持家庭盆底肌训练很重要！

腹直肌修复手段

对于腹直肌分离的医学界定，一般认为这是一种女性生产后的病理性状态，不一定会引起症状，但腹直肌如果过度分离，可能会损害前腹壁的正常功能。

坐月子是产妇产后身体恢复的重要时期，此时子宫尚处于恢复中，腹直肌也处于恢复状态，肚子松垮无须特殊处理。待到产后 42 天检查时，如果诊断有腹直肌分离的话，再进行腹直肌分离的恢复。很多女性由于各种原因没有做产后 42 天检查，也没有做产后康复，等想去做腹直肌分离修复时，可能已经生完孩子三五年了，但是只要下决心做腹直肌分离恢复，都为时不晚。

对于孕产妇来说，产后半年内是腹直肌分离恢复的一个关键期，所以在早期的半年内，不要只忙于照顾宝宝，而忽视了对自身健康的重视。腹直肌可以通过日常运动锻炼进行康复。

单纯电刺激或电刺激结合手法都可以有效地解决腹直肌分离问题。单纯电刺激可以提高腹部肌肉的兴奋性，唤醒因受损而功能暂停的肌肉的本体感受器，同时促进腹部肌肉激活，增强核心肌群的训练，修复因生产而损伤的细胞，主动修复断裂的筋膜和韧带，加快腹直肌向腹白线的聚拢，促进腹壁紧张度的恢复。此外，还能减少脂肪在腹部的堆积，降低产后下腰痛的发生率，以及产后尿失禁、盆腔器官脱垂等疾病发生的可能性。电刺激结合手法可以激活腹部肌群、胸腰筋膜，增强腹直肌、腹内斜肌、腹外斜肌和腹横肌的力量，帮助分离腹直肌的恢复。

如果发现腹直肌分离，一定要加强家庭自主训练，如站姿收腹、平板支撑、仰卧抬腿和腹式呼吸等。一般生产后的女性腹直肌分离恢复到两指以内可认为恢复正常，如果再继续采用电刺激或电刺激结合手法恢复腹直肌，可能效果并不十分理想。腹直肌恢复不等同于"燃脂"和塑形，腰腹部赘肉多、肚子松垮，除了恢复腹直肌之外，还应进行腹部塑形，增加"燃脂"运动。要想实现小腹平坦，还可以结合瑜伽。一般腹直肌瑜伽练习可配合呼吸进行。

1. 第一部分练习

仰卧屈腿深吸气，呼气的时候同时收紧核心部位，要点如下：

（1）仰卧在垫子上，足三点踩实，双腿分开与骨盆同宽，骨盆稳定，核心收紧；

（2）脊柱中立延展，吸气把气息带到后背和下腹部，腹横肌向两侧撑开；

（3）呼气，嘴巴像鱼嘴一样呼吸，提盆底肌，肋骨回收向对角线腹股沟，10 个呼吸为 1 组，做 3~5 组。如果这部分练习能很好地完成，收缩盆底肌和腹肌完全没有困难，可以进入第二部分的练习。

2. 第二部分练习

加入一些扭转的练习，以更好地启动我们的腹内外斜肌，帮助我们修复腹直肌的上分离和中分离。呼气的同时从头顶向下延展身体，吸气的时候有控制地慢慢放松身体。上述过程重复 8~15 次为 1 组，两组之间休息 30 秒。在第二部分的练习中，既可以采取仰卧位，也可以采取侧卧位和俯卧位，肘膝跪位也可以。

3. 第三部分练习

主要针对腹斜肌练习。在垫子上侧卧，下侧手臂向头顶方向伸展开来，头枕于其上，双腿上下相叠，髋关节和膝关节微屈，上侧手握拳，上臂支在胸前，骨盆垂直于地面。开始练习的时候深吸气，然后尽力呼气，同时收紧核心部位，支在胸前的手臂用力按压地面，坚持 3~10 秒。

重新吸一口气，此时盆底肌会稍有放松，然后呼气，重新收紧核心部位。每侧重复上述练习 10~15 次。练习的时候腰部下侧要稍稍离开垫子，让骨盆垂直于地面。

腹直肌修复有一些运动及其他方面的注意事项，具体包括以下 6 个方面。

1. 不做挤压腹白线的运动

避免会挤压腹白线和使腹部向外凸起的运动，比如常见的仰卧起坐。频繁进行这些动作之后，腹直肌分离的情况可能会恶化。

2. 不做扭曲脊柱的运动

避免负重和会扭曲脊柱的运动，比如常见的卷腹系列，包括侧向卷腹、反向卷腹、空中单车等。

3. 不做后仰的动作

避免后仰式和伸展脊柱的运动，如桥式和仰卧两头起。此类动作难度很高，即使是孕前也很少有人能做到。

4. 不过度依赖腹带

用腹带治疗产后腹直肌分离的方法很有争议，比如有些人建议锻炼时使用腹带，理由是可以紧致、抚平腹部。但是长期使用此类外部支撑设备，肌肉反而可能无法正常工作。另外，如果腹带过紧，会使腹内压升高，增加盆底肌的压力，反而会增加子宫脱垂、阴道壁膨出的概率。

5. 不要暴饮暴食或饮食过少

孕期未控制饮食、营养不均衡、体形肥胖会造成肌肉组织弹性下降，这也是腹直肌分离的诱因之一。不暴饮暴食并不意味着完全不吃，而是要适量，因为饮食过少也会导致营养不良，造成肌肉组织弹性不足。

6. 不要单纯修复腹直肌

除腹直肌外，盆底肌、腰背部肌群都应加强训练。腹直肌、盆底肌和腰背部肌群都属于核心肌群，核心肌群是一个整体，可以在运动中稳定胸廓和骨盆，固定脏器位置，协助正常呼吸，维持姿势、体态，保持脊柱的稳定性和灵活性，支持盆底功能的正常发挥等。

骨盆前倾的治疗与改善

骨盆主要的功能是支撑身体的结构，同时保护子宫和膀胱等。在怀孕初期，骨盆会保护正在成长的胚胎；怀孕期间，骨盆会支撑胎儿、胎盘，以及扩大的子宫内一些额外的液体；分娩后，这些肌肉会因极度扩张而变得脆弱。

骨盆位于我们身体的正中间，起着承上启下的重要作用。耻骨联合不闭合容易引起骨盆错位，造成体态不良，引起腰疼、腿疼，而严重的长期错位，还会引起脊柱侧弯，还有的女性在产后几年内一直容易崴脚，都是因为骨盆没有修复好。另外，骨盆变宽也容易造成屁股塌陷，小腹凸出，子宫和内脏也不能很好地归位。

骨盆前倾是最常见的体态问题之一，也是最容易治疗的体态问题之一。骨盆前倾的治疗用一句话就可以概括：拉伸髋部屈肌和下背部肌群，强化腹部、臀部和大腿后侧肌群。

骨盆前倾是骨盆变形的一种情况，骨盆出现前倾会直接威胁到健康，其主要危害有3个方面。第一，便秘，骨盆主要是保护盆腔脏器，如果出现前倾的情况容易导致器官位置发生改变，甚至压迫肠道，肠道的蠕动就会变得比较慢，这样就容易有便秘的现象。第二，会有痛经或经期不适，骨盆前倾严重的情况下会影响子宫、卵巢等器官，子宫内膜在脱落的时候就会变得不顺畅，因此容易有痛经的现象。第三，腰背痛，骨盆发生改变后，腰部血管和神经可能会被压迫，就容易造成腰痛。

产后骨盆前倾可应用盆底康复技术矫正。骨盆前倾，不全是在产后发生的，有的骨盆前倾与女性过早穿高跟鞋有关，过早穿高跟鞋可引起骨盆倾斜度的改变。近年来，人们对孕妇、产妇保健日渐重视起来，盆底康复技术已引入临床，很多孕产妇在生产后，盆底功能可得到迅速康复。产妇一旦出了产褥期，如果有腰酸或尿失禁、排便困难等症状，都应及时到妇产科或产后康复中心进行检测，必要时在医生的指导下进行盆底康复治疗。

如果产后出现骨盆前倾，可以采取以下 6 种处理方法。

（1）患者要去除引起这种情况的诱发因素，比如彻底治疗妇科以及产后相关的疾病。因为如果存在上述疾病，有可能会导致患者的下腹部出现疼痛，并诱使患者做出保护性姿势，这样会使骨盆前倾发作或加重。除此以外，患者还需要多走一走，活动一下，不能长时间地坐立。

（2）患者一定要穿平跟鞋，如果医生认为有必要，还会要求患者穿负跟鞋，也就是足跟比较低、前脚掌比较高的鞋。

（3）对于骨盆前倾，首选用功能锻炼的方式进行恢复，比如推荐患者练习高抬腿，即双下肢并拢直立，之后做假跑步动作，下肢轮流高抬，同时双臂要自然摆动。通过这种持续的高抬腿练习，能够有效地增强大腿前侧以及腹壁的肌肉力量。另外，患者还可以做像平板支撑、引体向上之类的综合锻炼。

（4）患者在走路、直立的过程中，要有意识地收紧腹部的肌肉。此时患者还可以配合着呼吸，练习提肛运动，也就是在吸气的时候缩紧肛门，在呼气的时候放松肛门。

（5）矫正不良的身体姿势：在日常生活中，少做弯腰低头、长时间看手机等伏案动作，平时应尽量使背部处于垂直状态，保持昂首挺胸。此外，加强腹部、骨盆前侧肌肉及腰背肌群的功能锻炼，也是一种改善骨盆前倾的有效方法。

（6）采取运动方式让骨盆前倾得到改善。锻炼时取仰卧位，双腿伸直并拢，将双腿缓慢抬离床面，做直腿抬高动作，抬到最高处后保持 3~5 秒之后再做屈膝屈髋动作，让两侧膝关节尽量靠近前胸部，腰部同时尽量离开床面。每天在空闲时间就可以进行锻炼，锻炼次数不限，但要注意不能过度劳累。平时最好再配合长时间的平躺仰卧睡姿，就可以逐渐矫正骨盆前倾的状态。睡觉时建议平卧，尽量避免左右侧卧，以减少由于髋关节和骶髂关节受力不平衡，引起骨盆前倾加重的可能性。

如何改善产后"妈妈臀"

"妈妈臀"通常出现在产后的女性身上。女性需要在分娩的过程中打开骨盆下口，只有打开了骨盆下口才能更好地分娩。但是如果在产后没有及时进行产后恢复，就容易出现一系列体形的改变，比如臀部变得上窄下宽，或者看上去又扁又下垂，还可能引起生殖泌尿系统一些神经功能障碍、肌肉收缩方面的问题。这就是人们常说的产后"妈妈臀"。

"妈妈臀"大多是指生娃后臀部的状态，因为孕妇在孕期时会分泌大量雌激素，导致脂肪在腰臀处囤积，生产过后，许多产妇因为不注意锻炼臀肌，脂肪会继续囤积，臀部轮廓模糊，"臀线"越来越低，臀部出现肥大、扁平、下垂、外扩等现象，失去少女时期的紧致和上翘感。"妈妈臀"可能带来哪些危害呢？主要包括腰酸、腰椎间盘突出、坐骨神经痛等腰部问题。

很多人认为"妈妈臀"是怀孕分娩时耻骨打开造成的。如果产后可以正常行走，耻骨也没有感到疼痛，往往就不是骨盆打开造成的"妈妈臀"。多数产妇说感觉自己的骨盆变宽了，其实不是骨盆本身扩张的原因，而是骨盆的角度发生了变化。一是原本弯曲的腰曲变直，二是臀部无力。怀孕时随着胎儿的增大，不仅肚子会向前顶起来，同时胎儿还会挤压到下腰部的位置，所以很多孕妇会出现疼痛，并且感觉腰部没有以前那么灵活了。生产完以后，腰部出现向后偏移，也就是腰曲变直了，不少产妇会表现出骨盆后倾的现象。

骨盆后倾、腰曲变直导致的最直接问题是身材不再挺拔修长，小腿会显得特别发达，膝盖会经常痛。

想要解决"妈妈臀"的问题，就要首先解决骨骼排列的问题。比如，出现了骨盆一高一低、上窄下宽的体形变化，我们就要把它恢复回来。需要训练盆底肌、腹肌、膈肌，甚至还要调整足踝，以维持正常的骨骼排列。除此之外，去掉"妈妈臀"，还有很重要的一点就是臀肌需要再发达一些，这样才能维持整个骨盆的稳定。另外，东方女性与西方女性比较大的一个区别就是东方女性相对来说腿短、腰长，如果按照西方女性的训练方法，臀部可能越练越丰满，但是会显得身材比例不好看。所以东方女性最适合的应该是练上臀。

在练习上可以参考以下 7 种方法。

1. 单腿画圈

（1）左侧卧位，吸气，右腿尽量往上踢，保持髋部稳定。

（2）控制右腿向前画一个圈，当右腿受控而慢慢落下来时，呼气。

（3）两次将右腿从身体后方画向天花板，吸气。换另一侧重复上述动作。

2. 交叉扭动

（1）仰卧，屈膝，大腿与地面成 90 度角。两手抱头，肩膀抬离地面。

（2）左腿伸出 45 度角的同时，吸气。运用腰部的力量扭动上身，左肘尽量靠近右膝。

（3）交换双腿的动作，右肘尽量靠近左膝。

（4）正常呼吸，还原成准备姿势。

3. 侧踢腿

（1）左侧卧位，左臂撑地，左手托头。右手放在软垫上以助平衡。踢右腿，注意不要踢得太高。

（2）收腹，右腿用力前踢。

（3）右腿后摆，呼气。摆动的时候，身体不要前后仰，保持腿和髋部成一条直线。换另一侧重复上述动作。

4.双腿拍打

（1）俯卧在地上，两臂弯曲置于头侧，两手重叠，前额贴手背。

（2）收腹，肚脐紧紧地贴近脊柱。两腿伸直，脚尖绷直。两腿后踢离开地面，要注意不要抬得太高。

（3）两腿分开，但不要超过臀部的宽度。两腿迅速并拢，使大腿内侧稍微接触。

（4）两腿轻轻放下，还原成准备姿势。

5.站立下蹲

（1）挺身站立，两脚分开与肩同宽，两手放于身体两侧。

（2）抬起双臂，使两臂自然弯曲。两膝弯曲，慢慢下蹲。

（3）两腿伸直，两手放下，恢复站立姿势。当身体下蹲时呼气，缓缓站起时吸气。

6.单踢腿

（1）两肘撑地，两手握拳，两腿绷直。

（2）右脚踢向右手方向。做这个动作时，不要放松对腿和背的控制，与此同时吸气。

（3）左脚踢向左手方向，呼气。

（4）还原成准备姿势，保持正常呼吸。

7.臀部伸展

（1）两腿弯曲，两膝着地。两手撑地，手指冲前。吸气，伸直两臂。

（2）臀部弯曲，身体下压，但不要贴在垫子上。

（3）上臂用力伸展，还原成准备动作。

如何缓解和治疗产后腰痛

如果说生娃有什么后遗症和产后病的话，腰痛一定榜上有名！而关于腰痛的原因一直有各种说法，比如，"腰痛是月子没坐好，再生一个就会好了。""腰痛是剖宫产、分娩镇痛麻醉没打好，伤到腰了。"……

不管什么原因，产后腰痛很常见，也是困扰很多产妇的问题之一。产后腰痛既有产后的原因，也有产前怀孕的原因。怀孕的时候，为了给分娩做准备，孕妇体内会分泌孕激素，让韧带变得松弛，骨盆及骶髂关节外张；而随着胎儿逐渐增大，孕妇腰部负担加重，影响到周围的肌肉，可能会出现痉挛或筋膜炎症等问题，引起腰痛；生产后，腹肌乏力，子宫没有马上复位，这时候如果产妇有错误的用腰习惯，如经常弯腰抱娃或换尿布、侧身抱娃睡觉、弯腰坐着喂奶等，就会使腰痛加重。

还有一种原因就是随着无痛分娩技术的推广，现在很多产妇选用了无痛分娩。无痛分娩需要进行腰椎穿刺并进行注射麻醉，因此有的产妇短时间内会出现穿刺部位的疼痛。如果出现了腰疼，首先要注意避免做再次损伤腰椎的动作。要尽量卧床休息，同时可以采取热敷、理疗等物理治疗。需要提醒产妇的是如果要进行药物治疗，包括使用任何外用药物，都应该暂停哺乳。因为这些药物有可能会随着血液循环进入乳汁，对孩子产生不良的影响。如果产后腰痛持续时间大于3个月，建议尽快到医院进行相关检查以明确病因，防止腰痛转为慢性。

具体而言，产后腰痛一般有以下3个原因。

（1）产后身体还没有完全恢复，子宫也尚未完全复位，连接骨盆的韧带松弛无力，或是恶露排出不畅，导致宫腔内血液淤积，这些部位的痛感反射到腰部就会引起腰痛。

（2）产后过度劳累引起的，产妇在产后经常弯腰照顾宝宝，如洗澡、穿衣服、换尿布等，腰部肌肉不堪重负，腰肌劳损产生疼痛。

（3）产后缺乏运动造成的，产妇在产后活动少，总是躺在床上或坐在床上休养，腰部肌肉缺乏锻炼，而且产后摄入过多的热量使体重增加，腰部负荷加重。

那么，产后腰痛如何进行预防、治疗和缓解呢？

（1）孕期控制体重，避免体重增长过快，导致胎儿过大、腰部负担过重，并注意合理运动，增加肌肉力量和脊柱的灵活度。

（2）生活中注意体态，切忌久坐、久站、久躺，应不时变换姿势。采用正确的姿势抱娃、换尿布，尽可能用屈髋、屈膝代替直接弯腰来降低身体高度。在必须使用腰部力量时注意收腹，减少对腰部肌肉和椎体的过度牵拉。

（3）及时补充钙和维生素 D，适时恢复运动练习，增强肌肉力量，加强脊柱灵活性。尽量选择专业的指导人员，根据身体情况进行有效的恢复。

有哪些运动体式可以缓解腰痛呢？主要包括以下 7 种。

（1）鹰式：这个瑜伽体式属于中等难度，对于腰痛的缓解能够起到立竿见影的效果，但要注意应在专业的体式正位老师帮助下做这个体式。

（2）下犬式：可改善盆骨的前后错位，还能缓解腰背痛。

（3）单腿站立：做这个动作时一定要把腰背挺直，立在地面上的那只脚呈半弯曲状，膝盖后方保持 135 度左右。这个动作不仅可以改善盆骨不正，而且能锻炼身体平衡能力。

（4）侧边抬腿：这个动作对收紧耻骨联合特别有帮助，抬向天空的那条腿，一定要在最高点保持 1~2 秒，这样效果最好。

（5）反向扭头叠腿：这个动作和侧边抬腿的原理其实是一样的，用双腿的拮抗起到收紧盆骨的效果，做的时候头和腿往反方向偏离到最大点后，同样保持 1~2 秒。另外，肩颈不好的朋友做完这个动作后，肩颈的僵硬也会得到一定程度的缓解。

（6）"麻花腿"：首先平躺在垫子上，呼气的时候把两条腿拧成麻花状，其次抬起膝盖成 90 度弯曲，这个动作不但能缓解腰痛，而且对盆底肌的恢复也有效果。

（7）进阶臀桥：将右脚抬到左侧膝盖上面，然后做臀桥。注意在最高点的时候，腰部一定要挺直。这个动作也是盆底肌恢复的重要动作之一，开始做的时候可能会感觉难度比较大，注意循序渐进。

乳房保养

健康美丽的身材对于女性来说非常重要，想要让身材好看，离不开有一对健康并且外形好看的乳房。

怀孕后，孕妇的乳房随着乳腺组织和脂肪组织的增生而变大，产后哺乳时由于婴儿的牵拉和地心引力的作用，乳房会变形，未曾哺乳的产妇乳房同样会因生产后脂肪及乳腺组织的减小而变形，这是造成大多数女性在生产后乳房松弛、下垂和变形的重要原因。

女性产后在家里的时间较多，有些产妇为了方便哺乳，逐渐养成了不戴胸罩的习惯，乳房每天在重力的作用下，也容易松垮下垂。往往几个月下来，下垂的乳房就"惨不忍睹"了。

在哺乳期，不正确的哺乳姿势或不正确的哺乳习惯，都会对女性的胸部造成不同程度的伤害，严重的就会导致胸部下垂、干瘪，因此只有早早做好防范，才能最大限度地避免。关于乳房的保养，产妇应主要注意以下两个方面。

1. 正确的喂奶姿势

产妇坐着喂奶时，应该保持身体竖直，不要弯腰弓背。宝宝含乳头的高度应该与妈妈的胸部平齐，不然就会有将乳头过度向下牵拉的风险。

躺着喂奶时，产妇和宝宝要面对面，宝宝鼻尖正对着乳头；要控制哺乳时长，一侧 15 分钟左右就可以，否则侧睡喂奶容易挤压乳房，严重时还会造成堵奶，造成胸部外扩或大小胸。要注意不能让宝宝含着乳头睡觉，易过度牵拉使乳房皮肤松弛；每次哺乳时间不宜过长，因为乳头可能因过度牵拉而变大。

2. 选择合适的防下垂哺乳内衣

在哺乳期千万不要拒绝穿内衣。孕期身体分泌松弛素，不穿内衣会加速胸部下垂，而且这一过程是不可逆的。在哺乳期选择内衣，建议除了考虑舒适度之外，可选择一款无钢圈、支撑力强、可以对抗重力的专业级别的哺乳内衣。

月子期间有条件的产妇会选择乳房塑形，但注意要在专业人员的指导下完成，产妇不能乱吃减肥类的东西，或者乱用塑形工具，否则可能会对乳房造成不利影响。

女性为了完成生育哺养这一神圣使命，面临胸部下垂的现象似乎难以避免，那么在产后胸部塑形方面具体应该怎么做呢？具体包括以下 3 个方面。

1. 适当摄取高蛋白质的饮食

造成产后胸部变形的原因中，产妇自身的体质和遗传因素占了大半，但是也与营养情况密切相关。在坐月子期间，产妇要适当多吃蛋白质含量高的食物，如肉类、豆类、牛奶、蛋类等，再以蔬果类食物补充充足的水分，这样可以预防和改善因营养不足而引起的胸部萎缩或下垂。

2. 哺乳期运动

运动可以使胸部变得健美，所以在哺乳期也可以适当运动。一般来说，运动强度不宜过大。建议在运动前进行一次哺乳，这样到下次哺乳前，会有足够的时间安心运动。如果运动中出汗的话，哺乳前要用清水清洗乳头，以免有盐分积聚在上面。

3. 选择合适的胸罩

合适的胸罩可以为乳房提供较好的支撑，减少乳房悬韧带的压力，起到一定的支持和保护作用。尤其是哺乳期，一定要戴胸罩，不要偷懒。如果戴上胸罩后有紧绷感，罩杯压胸、不能包裹住乳房，脱掉后身上有勒痕，就说明需要更换胸罩了。怀孕时，由于身体雌激素的分泌，乳房会不断增大，在孕期就应该随着乳房的增大选择适当尺寸的胸罩，胸罩可以给乳房一个向上的承托力，防止乳房因慢慢胀大而下垂。随着孕妇胸围的增大，胸罩的底边和罩杯也要不断地放大，以适应孕妇体形的变化。在孕期绝不能不戴胸罩，否则胸部容易下垂、萎缩。产后，产妇可以选择穿合适的胸罩或塑形内衣，一定程度上也可以改善胸部下垂的情况，但要注意不能勒得太紧，以免影响呼吸。睡觉时，也不宜戴有钢圈的胸罩，否则有可能影响胸部的血液循环，导致乳腺导管堵塞或乳腺炎。

产后健忘症的原因和改善

人们常说"一孕傻三年"，有的生产后的女性经常会出现丢三落四和认知能力下降的情况，其实这是产后健忘的表现。引起产后健忘的原因有很多，比如体内激素的改变。另外，睡眠不足等是很容易影响女性记忆力的，长时间下去就会产生健忘的现象。实际上，女性在生产之后出现健忘是正常的生理现象，一般会随着产后身体的恢复慢慢好转。

产后健忘的原因具体包括如下 3 个方面。

1. 体内激素变化

研究表明，孕妇以及产妇常常出现各种大脑症状，包括健忘、注意力难以集中、疲劳、协调性降低等。这些都是由于激素变化引起的自然现象，通常也都是良性的。在孕期前 3 个月，激素孕酮稳步上升，甲状腺水平开始下降，这种组合会导致孕妇注意力难以集中，大脑处理能力下降，甚至会出现头晕现象。到了孕晚期，虽然孕激素的影响开始显著减少，但雌三醇激素水平的提高会导致怀孕女性的大脑出现"临时记忆"问题。

2. 睡眠时间减少

孕期很多孕妇会出现睡眠问题，从而对睡眠时间有所影响。而在产后，半夜起来给宝宝喂奶、换尿布，以及家务事的突然增多更是挤占了产妇的睡眠时间。很多女性在坐完月子后平均每天的睡眠时间只有五六个小时。严重的睡眠不足、头脑的疲乏会严重影响记忆力，但这种影响是暂时性的。随着宝宝的生活习惯得到调整，女性照顾宝宝的技术越来越熟练，女性的睡眠时间也会相应增加，缺乏睡眠所导致的健忘也会得到缓解。

3. 注意力过于专一

女性在怀孕时或产后，大部分注意力都放到了宝宝身上，对身边的人或事情都会产生不同程度的忽略，导致在其他事情上明显用力不足，显得力不从心或心不在焉。如果是产后很快投入工作的女性，难免在工作上或人际关系上出现应付不过来、节奏慢半拍的状态。

知道了原因，就要有针对性地进行改善。那么如何改善产后健忘呢？方法有以下6种。

1. 保证充足的睡眠

睡眠时，大脑会把杂乱的信息进行整理归类，让人醒来时头脑清晰、有条理。睡得好的人大脑会得到很好的休息，记忆力也会改善。

2. 经常锻炼身体

适度运动可以振奋精神，使新手妈妈的思维更有条理。所以产后不能总是卧床休息，适度运动对预防健忘有好处。运动能激活多巴胺，从而改善人的思维和精神状态。

3. 保持良好的情绪

产妇不必过于苛求自己，应多和家人沟通，吸取周围朋友养孩子的经验，始终保持良好的情绪，这样有助于减轻产后健忘症状。家人也要有意识地多帮助产妇，分担产妇的家务劳动，人一旦不疲惫，情绪就会变得好很多。

4. 按揉穴位

心俞穴有通络安神的作用，可改善健忘症状。产妇俯卧在床上，让家人帮忙按摩，用两手指腹揉压穴位1~2分钟。

5. 合理饮食

产妇要注意平衡膳食，全面摄取谷物类、绿色蔬菜、柑橘类、坚果类、鱼类等食物，保证营养的均衡和全面摄入。营养好，人的大脑和情绪都会因为食物而得到滋养，从而变得有精神，记忆力也会变好。

6. 通过听音乐减轻压力

美好的音乐可以让生活和生命都变得更加轻松，尤其是轻柔的音乐，可促进脑部血液循环、疏解压力，不但对宝宝有好处，还能改善妈妈的记忆力。产妇可以选择一些经典音乐，平时在家带宝宝可以一边听一边做家务，对大脑记忆力的改善会非常有帮助。

脱发的困扰与解决办法

产后脱发是指生产之后头发异常脱落，是典型的急性休止期脱发，多见于产后 3~4 个月。有一些产妇在生产之后容易出现头发脱落的情况，其实正常情况下人每天都会有头发脱落，一般为 70~100 根，这是一种正常现象。如果头发脱落过多就属于异常情况了，由于女性在产后体质发生了改变，再加上昼夜不停地照顾孩子，得不到充分的休息，身体免疫力会下降，这时候就容易伴有一些脱发的情况，但这种脱发是暂时性的，一般在半年之后会自行恢复。

造成产后脱发的原因主要有以下 3 点。

1. 激素调整

女性在怀孕的时候，体内的雌激素分泌旺盛，导致头发的更新速度变慢，毛囊一直处于休眠状态，本该正常脱落的头发"服役"时间变长。分娩之后，女性体内的雌激素开始减少，毛囊一下子进入快速生长状态，头发的脱落便开始增多。当体内雌激素水平恢复正常时，这些"超期服役"的头发便会纷纷"退役"，于是就出现了产后脱发。所以，女性在产后毛发逐渐减少，其实是身体的自我恢复过程。随着内分泌功能逐渐恢复，脱发现象会逐渐停止，且发质和发量会逐渐恢复正常。

2. 精神焦虑

产后女性虽然有迎接宝宝的喜悦，但更多的是照顾新生儿的焦虑。辛勤地哺乳，时刻担心宝宝的健康，产后身体虚弱加上较大的精神压力，导致产妇休息不好，也是导致产后脱发的原因之一。

3. 营养不均衡

女性在产后往往会陷入两种饮食误区，一种是为了哺乳拼命进补，尤其很多地方的习俗是产后不让吃蔬菜水果，只能吃各种肉类、蛋类以及喝汤；另一种是为了产后迅速瘦身而采取节食的方法，只吃蔬菜水果，不吃主食和肉类。其实这两种方法都是不健康的，都可能会由于营养不均衡而引起大量脱发。

为预防和缓解产后脱发，女性该怎么做呢？以下 4 点建议供参考。

1. 一定要改变认知

老一辈常讲坐月子期间不能洗头、梳头，否则会引起偏头痛或产后受风。从科学的角度来说，产后 7 天之内不建议洗澡、洗头，但如果整个月子期间都不洗头、不梳头则是不科学的。长期不洗头，皮脂腺分泌物和灰尘会混合，堆积在头皮上，不仅使头皮血液供应受到影响，还可能导致炎症的发生。产妇应选用性质温和、适合自己的洗发用品，定期清洗头发，防止污垢和油脂堆积，保持头发和头皮的清洁，这样也有利于新发的生长。

2. 养发要从整体来看

头发的好坏是全身营养是否均衡的体现。在孕期和哺乳期，孕产妇应合理膳食、加强营养，多吃新鲜果蔬、豆类、蛋类等，以满足头发生长的需要。头发生长需要足够的蛋白质、铁、维生素、钙、锌等营养物质，但经过分娩的出血以及体力和精力的消耗，更有甚者一些女性产后为了快速恢复身材而节食或者偏食，导致大部分女性产后处于相对虚弱的状态，再加上哺乳的消耗，营养一旦跟不上，就会导致头发生长的营养供给不足而影响代谢，导致大量脱发。

3. 要正确认识产后脱发

对于产后脱发，不必太紧张或者过度地关注，因为焦虑、抑郁不仅无助于生发，反而会形成恶性循环，加重脱发的症状。精神和情绪因素与头发的关系非常密切，而分娩前后有各种原因导致孕产妇情绪不稳定。面对刚出生的宝宝，有的产妇精神压力大，情绪紧张焦虑，致使大脑皮层功能失调而引起自主神经功能紊乱，这样一来，控制头皮血管的神经也会失调，使头皮供血减少，以致头发营养不良而脱落。

4. 用药物辅助治疗脱发

产后脱发一般在分娩后 10 个月左右就会减轻直到停止，那时脱发仍比较严重的女性，就需要及时就诊了，可在医生的指导下服用谷维素、B 族维生素、钙剂等，一般 5~9 个月可长出新发。注意不要盲目用药，尤其是还在哺乳期的产妇，应谨防某些药物通过乳汁影响婴儿的正常发育。

第六章
产后情绪管理

产后情绪不良和心理变化

产后不少女性主诉："生孩子后，常常流泪、情绪化、无法入睡。"但是受完美妈妈神话的影响，她们不敢说出口；即使鼓起勇气说出口，有时也没有人能理解，即使最亲近的人也如此。

有的女性产后会出现诸如敏感、脆弱、情绪不稳定等情况，是由于怀孕和生产造成的生理和心理双重改变造成的。当产妇生完孩子后，体内的多巴胺和去甲肾上腺素等激素会突然快速下降。那对产妇有什么影响呢？打个比方，正常的男性如果体内的多巴胺和去甲肾上腺素突然快速下降的话，那他有可能会感觉生无可恋。女性的伟大之处就在于，她经历了这么大的、强烈的冲击，依然能够坚强面对。女性经历了痛苦的生产之后，雌激素突然下降、身体疲惫，刚刚切换角色照顾宝宝，属于自我的时间大大减少。另外，可能也有一些情绪得不到及时排解等原因，产后女性常常会为一点小事不称心而感到委屈甚至伤心落泪。

这些情绪问题，大多数女性能够适应并自行调整和恢复，但有些则可能发展为产后抑郁。家人给予产后女性足够的理解、关心、体贴和照顾是非常重要的，同时产后女性自己的心理调整也极为重要。

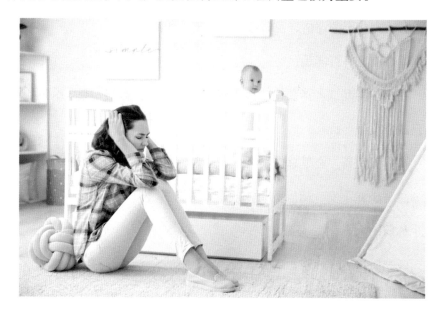

产妇产后应有一个安静、舒适、生活方便的环境休养。丈夫和家人要多给予产妇饮食和情感上的支持、精神上的爱抚，尤其是丈夫在此期间要多付出些，给妻子创造一个心情愉快、可促进妻子机体恢复的环境，让产妇顺利地度过产褥期，这也是全家人的幸福。

孕产妇的情绪和心理问题如果刻意忽略或任其发展下去，对于产后女性、宝宝，以及亲密的母婴关系的建立都会带来不利影响。孕期抑郁焦虑不仅会造成更多的孕产期并发症，而且会影响胎儿的神经心理发育，并显现在日后宝宝的情绪、行为及认知能力发展中。产后抑郁焦虑更将影响母婴之间安全依恋关系的建立，而依恋关系的质量是心理健康发展

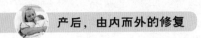

的重要基础。

当出现不良情绪逐渐积累的信号时，建议孕产妇求助专业的医疗团队进行心理状况的评估，及时进行心理疏导和治疗。

这些信号有可能是：

在怀孕期间或者产后出现更多的担心、忧虑，总担心意外会降临到自己或家人身上；

期望值变高，心里总是不满意，总觉得别人达不到自己的要求；

总是坐立不安、胡思乱想，或者常常自卑、自责，甚至觉得自己不是个称职的妈妈；

睡眠质量越来越差，入睡困难、多梦易醒；

对一切都失去兴趣，记忆力和注意力明显下降；

…………

产后抑郁症在初产、高龄、患妊娠并发症的产妇中比较常见，另外，在分娩时有异常、缺少丈夫的支持或有精神压力的新手妈妈中也比较常见。对大多数新手妈妈来说，产后忧郁广泛存在，抑郁症状轻微，通常在产后两周内缓解。当症状严重并且持续时间超过两周时，可能达到疾病程度，考虑可能产生产后抑郁症，需要积极进行干预和治疗。

一般情绪不佳的产妇有如下 5 种表现。

（1）情绪持续不佳，闷闷不乐。

（2）对事物失去兴趣。

（3）焦虑、烦躁、失眠。

（4）食欲下降、体重减轻。

（5）严重者甚至会出现自杀或伤婴倾向。

具体的解决方法包括以下 4 个方面。

（1）女性本人在怀孕初期要做足准备，可以先看看相关的书，做到心中有数，就不会对孕产产生恐惧心理。

（2）女性要梳理可能会让自己情绪崩溃的原因，找到原因才能有效避免。生气过后找找是什么原因导致的，思考下次应该如何避免。

（3）女性要寻找"盟友"。多和自己的老公说宝宝很爱他，更喜欢黏他，一起学习育儿知识，互相打气！多夸夸老公，让他愿意多带宝宝，这样不仅对宝宝的发育成长有益，而且能分担你的疲劳，一旦不疲劳，人就不容易有负面情绪。如果身边有老人帮忙，一定不要和老人闹情绪，多说好听的话哄老人开心，他们就会乐意帮忙。家人帮得越多，自己就会越轻松，很快就会度过最难熬的时光。

（4）最后，家人对产妇一定要多理解。刚刚经历了怀胎十月一朝分娩的女性，这个时期最需要的是来自家人的理解、关怀和支持。

产后抑郁的危害

产后抑郁是一种女性特有的特殊精神障碍，特指女性由于产后心理、生理、社会角色等因素的变化，造成精神、情绪、行为的紊乱和不良变化。产后抑郁一般情况下可以自愈，但严重的时候会影响产妇的健康和正常生活。

为什么会患上产后抑郁呢？原因主要包括以下 3 个方面。

1. 体内激素的影响

产后抑郁不是产妇的错，它其实跟体内的激素水平息息相关。生产后的女性雌激素和孕激素水平急剧下降，致使大脑的功能紊乱，对外界的适应能力下降，容易出现抑郁的症状。

2. 角色转换，休息不好

在生育过程中，产妇难免出现紧张甚至恐惧的情绪，而此时女性的社会角色也发生了很大的变化，从少女到妈妈，角色的转换导致很多女性不能一下子就适应。新手妈妈带宝宝，如果是纯母乳喂养的话，夜间对婴儿要多次哺喂，没有充足的时间休息。这很容易让产妇由于休息不够和身体能量消耗而产生不良的情绪。

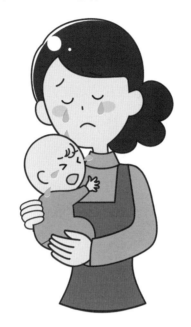

3. 家人的压力

在一些观念比较陈旧的家庭中，有的家庭成员对孩子的性别特别看重。当宝宝出生后，家里人一看不是想要的性别，就会对女性表现出不满等情绪。而有的长辈对产后女性有一种错觉，认为女人天生就会带孩子，这在无形之中也给新手妈妈增添了不少压力。

患有产后抑郁的女性有不同的情绪，每个人抑郁的形态也不同。因为每个人激素水平不同，有的人没有那么严重，但也有少数人会有十分严重的产后抑郁，那么就可能带来非常大的危害。

长期的产后抑郁可导致患者情绪低落、经常哭泣，长时间处于悲观的状态当中，感觉不到快乐，严重时还可能有轻生的念头，甚至可能会对宝宝造成伤害。抑郁症患者还可能出现思维迟缓、反应迟钝、记忆力下降等症状，可能会导致工作和学习能力下降。产后抑郁属于精神方面的疾病，一般轻度的产后抑郁症在家人和朋友的帮助下大多可以恢复，但是严重的产后抑郁症如果不及时治疗，很有可能危及生命。

如果产后女性一直徘徊在情绪不稳定的状态中，持续 3~4 周还没有好转，就要警惕产后抑郁症的可能。

产后抑郁症的主要表现有以下 8 个方面 (以下列举症状不作为诊断及严重程度的评估标准)。

（1）情绪改变和起伏大：感觉压抑、焦虑、敏感、孤独等，夜间这种感觉会加重。

（2）自我评价降低：常常自我否定、自责、内疚。

（3）创造性思维受损：对很多事情失去兴趣，注意力难以集中。

（4）厌食或暴饮暴食，入睡困难，明显的性欲减退。

（5）脾气一点就着，常常与家人发生争吵；对生活缺乏信心，觉得生活毫无意义。

（6）抗拒常规的医学检查，或超过正常需求频率；厌恶自己的孩子，或过度关心、紧张、焦虑。

（7）开始酗酒、抽烟。

（8）严重者可能出现自杀、自残倾向及攻击性行为。

如果产后女性出现了以上情况，一定要重视自己的情绪，尽快就医，寻求专业人士的帮助。

如果产后抑郁症未及时发现，或者未及时干预和治疗，可能会对产妇、孩子、家庭和社会产生较大的影响。具体表现如下。

（1）对产妇的危害：不利于产妇精力、体力的恢复，严重的患者可能出现自残、自伤甚至自杀行为；会增加产妇滥用药物、酒精的风险；导致共患的躯体疾病或产后并发症恶化或慢性化。

（2）对孩子的危害：会造成婴儿生长发育延缓，甚至导致孩子智力、情绪与个性发育障碍，增加孩子在青少年时期发生暴力行为的风险。

（3）对家庭和社会产生的影响：严重者可能会出现产妇带孩子一起赴死的悲惨结果，对家庭造成不可挽回的损失，对社会产生负面影响。

产后抑郁的治疗方法

前面我们讲了产后抑郁症的危害，那么当产后女性发现自己或者家人发现产后女性有抑郁的一些症状时，既不要过度紧张和焦虑，也不要放任不管，而是要积极地进行调整和治疗。

首先，要对产后抑郁症有一个正确的认识，不要逃避，也不要过度担心。其次，在这个特殊时期，特别需要家人给产妇最大的关心和支持，产妇自己也需要试着调整自己。最后，双方一起走过这段时光。

对于产后抑郁，具体有哪些应对措施和治疗方法呢？主要包括以下

8个方面。

1. 产后女性要调整自己的心态

任何一种疾病的产生与发展都离不开患者本人的情绪和心态的影响，积极乐观的人，看待问题就会积极；反之，消极悲观的人看问题就会消极。从怀孕到生产，女性大多数处于激素波动和心理敏感时期，想要顺利度过孕期和生产后照护孩子的过程，要做好当妈妈的心理准备，把从妊娠到分娩，看成一次宝贵的体验。如果有烦恼、不安，可以通过沟通来释放自己的情绪和压力，及时与丈夫或家人商量、向朋友诉说，寻求他们的帮助。尤其当自己陷入沮丧与不可控的失落状态的时候，要敢于寻求专业的心理治疗，不要害怕别人的眼光，更不要认为自己"作"，而是要把这种状态看成是一种病态，需要治疗。端正自我的态度，放平心态，在出现众多不良心理情绪之后，让专业的心理专家及时进行疏通引导，消除心理上的顾虑，这样也就能够很好地对产后抑郁症进行治疗。

2. 家人帮忙分担压力

丈夫应该理解和体谅妻子初为人母的手忙脚乱和不知所措，懂得妻子的辛苦与疲惫，应该主动关心妻子，多分担一些家务，积极主动地帮忙给宝宝洗澡、换尿布等。晚上宝宝经常会哭闹，而虚弱的产后女性需要好好休息来恢复身体，这就需要家人夜里帮忙带孩子，避免女性产后由于过于劳累而导致情绪低落、抑郁。如果丈夫夜里能帮忙照顾宝宝，会给产后女性极大的安慰，避免产后女性产生委屈情绪。

3. 营造一个良好的环境

家里的环境干净整洁，无论谁看了都会心情舒畅，如果产后女性整天面对的是奶瓶、尿布，处理不完的家务，乱糟糟的生活环境的话，会直接影响她们的心情。如果再加上探视宝宝的人多，每天环境嘈杂，也会给产后女性造成很大的心理负担和环境打扰。刚生产完的女性精神状态很不稳定，要避免各种精神刺激，尤其要避免询问敏感问题，如婴儿性别、体形恢复及经济负担加重等。

4. 生物反馈疗法

一般生物反馈疗法属于团体治疗。在一个大房间里有很多单人沙发，每个人坐一个，头上戴着仪器监测心跳、血压等，监控患者的紧张、放松状态。这种治疗分3个步骤：腹式呼吸—肌肉放松—音乐治疗。

第一步腹式呼吸，简单地说就是吸气的过程中腹部向外张开，呼气的过程中腹部向内收缩，放松全身；第二步肌肉放松，跟着节奏紧张和放松身体的某个部位，感受放松的感觉，或者闭着眼睛跟着播放的声音进行想象，类似"你现在躺在一片草地上，感受青草的清香"这样的，也是起到放松身体的目的；第三步音乐治疗，就是彻底放松，欣赏一段音乐。整个过程医生会让患者用感觉最舒服的姿势坐着，尽量放松身体，让大脑放空。沙发对着的大屏幕上实时显示每个人的紧张状态，患者自己可以监测大屏幕上自己的紧张和放松状态，也能直观地看到自己通过治疗逐步改善的状态。抑郁症心理治疗方法中最受患者欢迎的莫过于音乐疗法。大脑边缘系统和脑干网状结构对人体内脏及躯体功能起主要调节作用，而音乐对这些神经结构能产生直接或间接影响。

5. 经颅磁刺激治疗

这种治疗方法是在头上放一种仪器，通过磁场影响神经活动和脑内代谢。多数产后抑郁症患者往往是大脑无法分泌多巴胺，觉得开心不起来，做这项治疗可以改善情绪和睡眠，要每天坚持做，每次大约20分钟，会感觉到电流在击打脑部，但不会痛。

6. 心理减压舱

这种方法是患者躺在一个很舒服的像按摩椅一样的机器上，通过专业放松训练/音乐疗法/催眠暗示，可以快速有效地缓解身体疲劳，调节心理。患者躺在这个按摩机器上感受到律动按摩，听着舒缓的背景音乐，如大海的声音、鸟鸣等。这项活动会让患者感觉很放松，也会迷迷糊糊睡着，醒来后觉得身体得到了很好的休息，比在家睡两小时的效果还要好。

7. 药物治疗

药物治疗能够很好地帮助患者消除抑郁症状，减少抑郁心境的形成，通过服用抗抑郁药可让患者快速地改善情绪状态，稳定患者的情绪心理，避免被抑郁、紧张、焦虑、烦躁等不良情绪心理控制。

8. 运动治疗

运动对人身体及精神状态的影响十分明显。首先，运动能加快人体的新陈代谢，增强血液循环，使皮肤得到更多营养，提升吸氧及排汗能力。其次，运动能提高血氧含量，使全身细胞获得更多的氧气和营养物质。再次，运动还能提高皮肤温度，有利于皮肤合成胶原纤维，促进皮肤细胞储存水分，防止皮肤干燥、起皱。长期坚持运动的人，比不参加运动的人皮肤密度大、结实、弹性好，脸部皱纹少，肤色好。最后，运动的人看起来会更加充满活力，身体动起来的同时心情也会更加开朗，头脑细胞也被激活，能够产生带来快乐的多巴胺。

对抑郁情绪的认知与自我管理

作为女人几乎都会当妈妈，会面临怀孕、生产和哺育的这个过程，人活一生会经历诸多的角色变化，在这些不同角色扮演的过程中，一旦处理不好新角色带来的一系列挑战，往往就会影响原本正常的情绪。有的人从来没有经历过产后抑郁，而有的人就属于抑郁的高危人群，所以有必要进行自我测试，看看自己是不是产后抑郁的高危人群。

从生理的角度讲，激素的变化是每个新手妈妈都会面临的问题，这些变化或多或少都会影响情绪。但产后抑郁中那些极端的情绪问题，以及随之而来的极端行为，绝不仅是激素的影响，而是与个人的整体个性有关。触发抑郁情绪的点，有的是家人不恰当的配合、关注分配不均等外部原因，有的则是自身角色不能转变，感觉受委屈、失去自由、手足无措等内部原因。

所以，深入了解产后抑郁，有必要梳理一下每个个体的不同特质。

阿德勒在《自卑与超越》一书中提到，个体心理学认为，当人拥有最高级的心理品质时，这个人是乐于奉献的，这种奉献表现为对孩子无条件的照顾和源源不断的爱。而这种最高级的心理品质，只有在自身心理需求完全被满足的情况下才会出现。请你回想一下，当某时某刻，你的内心感到非常满足，你会愿意把这种充足的内心能量，也就是爱，传递给其他人，你真心地愿意为其他人付出，这时自己的心里也会感觉很满足。相反，如果你的内心没有被满足，只能靠意识层面要求自己付出，认为这是自己的责任的时候，心里难免会产生情绪和委屈。

举个简单的对比例子来看：

某女生从小不缺乏爱，被呵护着长大，家长给予了她十分充足的自由，没有被催婚，更没有被催育，自己愿意了，才找到了自己心仪的对象结婚，结婚后5年一直没有要孩子，但双方父母非常尊重她的选择，到第6年的时候她忽然说想当妈妈，想要一个属于自己和爱人的宝宝。于是她开始研究孕产类的知识，提前了解怀孕可能面临的风险以及当妈妈需要哪些付出，义无反顾地开始要孩子。等到宝宝降生以后，全家人都看到这位曾经"没有长大，就喜欢玩"的女孩改头换面，成为一位称职的"妈妈"，会温柔地照顾宝宝，会自己哺乳，每天很享受与宝宝在一起的时光，并且知道带宝宝身体会疲惫，提前安排好了月嫂帮忙，整个人神采奕奕，并没有觉得生了孩子是个负担，用她的话说就是"自己一切都准备好了"。而另一个女生说："我年轻的时候想做自己的事情，总是被各种不允许，上什么中学，考什么大学，找什么样的人结婚，以及什么时候要孩子等，都是别人安排好的。我觉得结婚和生孩子就像完成任务一样，但等生完孩子我才发现，原来我没有自由，有了孩子后更没有自由了，从此我想要的生活再也没有机会去争取了，心里特别不甘。我真后悔，也不知道结婚前自己心里在着急什么。"这种情况下，女生因为急着结婚而忽略了自己内心的需求，当有一天结婚生子都完成之后，发现客观条件不再允许自己去弥补不足时，心里就会产生激烈的负面情绪。以上是两种完全相反的例子，当生完孩子之后，外部环境也好，内心角色也好，都面临了多重的压力，这种敏感时刻很容易触动以往不满足的那个点，而让这个点无限地放大，成为一个"黑洞"，把人拉入抑郁的情绪。

所以，产后抑郁的人大部分在生活中许多事情为被动选择，当妈妈如此，做家务如此，照顾宝宝也是如此，似乎都是在完成任务，所以才会有很多的不甘心在里面，内心觉得自己被"剥削"了，就会积攒下很多负面的情绪。

所有的情绪，都具有突发性和短时间性这两个特征。情绪的产生，通常是由于受到外界环境刺激，然后人体进入情绪预备状态，在这个预备状态里，如果没有进行有效控制，那么情绪就会爆发出来，从而一发不可收拾。人们通常认为情绪难以控制，是因为我们在情绪升起时，正处于心理的自驾驶模式，根本没有意识到情绪的出现，这就导致情绪的爆发。还有些时候，我们意识不到是自己的观念出现了问题，或者对事情带着先入为主的看法，把错误都推给外界，而不是反思自己，这也会给情绪管理带来困难。情绪失控，还在于我们对情绪抱有错误的认知。以往我们常常认为负面情绪都具有破坏性，所以当负面情绪出现时，我们不敢面对负面情绪，还尽量把负面情绪隐藏起来，时间长了就容易导致负面情绪的失控。

其实，情绪不是用来控制的，更不是隐藏的，而应该正确对待情绪、理解情绪、调适情绪，这是我们每个人与生俱来的一种力量，利用好这种力量，不但不会让情绪影响自己，还会对自己有所助益。

第七章
产后修复的饮食与睡眠

产后合理膳食更健康

　　在中国人眼中，坐月子是极其重要的，而在月子里除了保证良好的睡眠质量、合理的产后运动外，另外一个重中之重就是月子里的饮食了。月子里到底应该如何吃才有利于产后母体的恢复呢？合理搭配很重要。

　　人的情绪受很多因素影响，但如果能够吃好、休息好，坏情绪就会大大减少。在某种程度上，食物＝药物，所以才有了大家公认的"药食同源"。

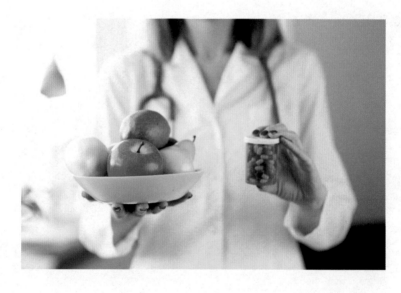

产后女性的情绪容易大起大落，因此通过饮食调养身体的同时，也可以对女性的情绪进行调养。相关研究显示，有的食物中含有多种缓解紧张和忧虑的营养素，产后多吃这些食物能让女性的心情变好。

产后女性不妨在坐月子期间多吃富含维生素 B、维生素 C、矿物质（如镁、锌）的食物及深海鱼等，通过饮食的调整来达到抗压及抗忧郁的功效。

产后膳食安排应注意口味清淡，合理搭配，营养多元。由于产妇身体较为虚弱，饮食应注意避免辛辣、油腻，以免影响伤口、痔疮等的恢复，加重身体的消化负担。膳食安排应注意均衡饮食，保证多元营养素的补充，满足产妇及婴儿的营养需要。

产后饮食的法则主要是少食多餐，有妊娠高血压综合征后遗症者，在积极治疗的同时，还要注意控制盐的摄入；有贫血症状者，要多摄取蛋白质和富含铁元素的食物，如黑木耳、海带、紫菜、猪肝等；便秘者应多吃富含膳食纤维的蔬菜和水果，早晨可喝点淡盐水或蜂蜜水；如果不想过于肥胖，最好控制含糖高的食物摄入。

很多产妇以为，饮食只在产后第一个月，即坐月子期间才是关键，往往只注重产后第一个月的营养，出了月子，即从第二个月起开始忽视营养摄入，导致母乳质量明显下降，不利于宝宝的生长。另外，营养跟不上，加上带宝宝疲惫，产后女性很容易出现各种身体状况，因此，应注重在整个哺乳期的科学合理膳食，持续均衡地摄取各种营养，这样才能为宝宝提供营养充分的母乳，产妇自己的体力和精力才能跟得上。

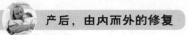

产后饮食方面有以下 3 个原则。

1. 食物要多样化

食物的重点不在于某种食物的多寡，而在于食物的品种是否多样。照顾产妇的家人要有意识地做一些易消化吸收、形式多样的食物。

2. 少量多餐

生孩子对于女性来说体力消耗很大，并且身体还有创伤，胃口自然会有所下降，除一日三餐的正常饮食外，可在两餐之间适当添加辅助餐，可以少吃多餐，保证营养的供给。

3. 荤素搭配

产后过多地吃大鱼大肉，除了会让产妇长得过胖以外，对于产后的恢复并无益处。还有些产妇为了尽早恢复身材，过于偏爱素菜，会导致营养不良，对自己及新生儿都是不利的。所以，产后饮食要做到荤素搭配。荤素搭配不仅有利于蛋白质的吸收，还能起到调节肠胃的作用，可以避免产妇产乳不足和便秘。

产后饮食也有不宜的地方，包括以下 8 个方面。

1. 不宜滋补过量

滋补过量会引起肥胖，从而使体内糖和脂肪代谢失调而引起各种疾病。如果产妇营养过剩，就容易使乳汁的脂肪含量增多，若婴儿胃肠能吸收，会容易造成肥胖；若婴儿胃肠消化功能较差，不能充分吸收，则会出现脂肪泻，若是长期腹泻，就会造成营养不良。

2. 不宜马上节食

节食会导致产妇自身和宝宝缺乏营养，虽然坐月子如果吃得太好，容易变胖，影响以后的塑身，但节食也会引起一系列营养不足的问题。所以产妇要科学合理地安排饮食，多吃富含营养而脂肪含量少的食物。

3. 不宜久喝红糖水

产妇应适量喝红糖水。虽然很多人认为红糖能够促进血液循环，有利于产后恶露排出，但如果每天都喝，反而会使恶露血量增多，造成产妇继续失血，有可能引起贫血。

4. 不宜多喝浓汤

脂肪过高，新生儿不耐受会引起腹泻。尤其是奶水不足的妈妈，如果喝那些油腻的猪脚汤，反而会引起食欲不振。产妇在月子里如过食油腻，还容易导致皮肤毛孔堵塞。

5. 不宜吃辛辣食物

产妇吃辛辣食物容易上火，内热会通过乳汁影响到婴儿。经过怀孕和生产之后，很多产妇迫不及待地想吃些重口味的食物解解馋，但为了宝宝能喝上健康的母乳还是要忍一忍，不宜吃辛辣刺激性食物。

6. 不宜多吃味精

味精中含有谷氨酸钠，如果过多食用的话，谷氨酸钠会通过乳汁进入宝宝体内，与其血液中的锌发生特异性结合，形成不能被吸收的谷氨酸锌，导致宝宝发生急性缺锌的情况。

7. 不宜立即服用人参

人参虽然是好东西，适合体虚的病人进补，但月子期间服用人参会加速血液循环，妨碍受损血管愈合，加重出血，同时会出现失眠、心神不安等症状，影响产妇休息，建议产后两个月可适当服用。

8. 不宜多吃巧克力

产后如果食用过多的巧克力，咖啡因进入母乳，孩子食用后会造成消化不良、睡眠不稳、容易哭闹等，影响孩子的神经系统和心脏的生长发育。另外，巧克力的脂肪含量较高，坐月子期间如食用过多，会有饱腹感，降低食欲，影响正常饮食，从而影响身体恢复。

哺乳期的饮食

哺乳期妇女的营养不仅要满足自己身体的需要，更多还要兼顾吃奶的小宝宝。产妇在饮食上除了维持均衡的饮食之外，还要适量摄入含更高热量和高蛋白的食物。

产妇在哺乳期的饮食主要是以多样化食物为主的均衡饮食，同时水分的补充也是非常关键的。因为乳汁中的各种营养素都来源于产妇体内，如果产妇长期处于营养不良的状态，自然会影响乳汁的正常分泌，所以，产妇应选择营养价值高的食物，如牛奶、鸡蛋、蔬菜、水果等，同时，多准备一点汤水，对乳汁的分泌能起到催化作用。

哺乳期妇女饮食量不足会导致乳汁的分泌减少，乳汁中蛋白质和脂肪的含量降低。经常活动的产妇，每日所需的热量和蛋白质都比较高，并且要保证优质蛋白占较大的比例，每日应至少吃一次肉食和一个鸡蛋。哺乳期产妇对脂肪的需求量也比之前要多，以保证乳汁的分泌以及乳汁中脂肪的含量，因为乳汁中的脂肪对婴儿中枢神经系统的发育特别重要。维生素是哺乳期妇女饮食中不可缺少的一部分，含维生素 B 丰富的粗粮面包、馒头及适量的粗粮等，都可以促进乳汁的分泌。

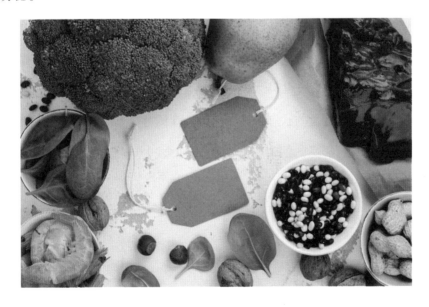

哺乳期饮食中如果钙供应不足，乳腺就会动用体内储备，从产妇骨骼中吸取钙，造成产妇牙齿和骨骼脱钙，这时必须提供足量含钙丰富的

牛奶、豆腐、排骨等，以保证乳汁中钙的含量，而维生素 D 能促进钙的吸收和转化，哺乳的妈妈应该多吃鱼肝油、动物肝脏等。

除了饮食之外，想要让宝宝吃得更好，身体更健康，还有一些注意事项，主要包括以下 3 个方面。

1. 加强宝宝的吮吸

实验证明，宝宝吃奶后，产妇血液中的催乳素会成倍增长。这是因为宝宝吮吸乳头，可促进产妇下丘脑垂体分泌催乳素，从而增加乳汁的分泌。

2. 避免服药

哺乳期内，产妇不能乱服药。有些药物和食物会影响乳汁的分泌，如抗甲状腺药物、山楂等。如果遇到生病，应该在医生的指导下服药。

3. 保持良好的情绪

分娩后的女性，在生理及环境因素的作用下，情绪经常波动较大，有时会出现情绪低迷的状态，这会制约乳汁的分泌。医学实验表明，产妇在情绪低落的情况下，乳汁分泌量会急剧减少。因此，产妇要时刻保持心情愉悦。

科学断奶与瘦身

断奶是很私人的事情，没有统一的断奶时机。各大权威机构都建议 6 个月内纯母乳喂养，之后到底什么时候断奶应该完全由产妇和宝宝自己决定。世界卫生组织建议母乳喂养到 2 岁或 2 岁以上。对妈妈和宝宝都好的方式，应该是尽量延长母乳喂养时间，然后以自然离乳的方式断奶。

断奶时妈妈和宝宝都会表现出不同的焦虑状态，很多妈妈哺喂孩子到 2 岁依然舍不得断奶，很大程度上是妈妈心理上不愿意割舍与孩子那种深层次的依恋与需要。所以在断奶之前妈妈们有必要了解一些科学的断奶方法，切不可像老一辈人那样把妈妈与孩子分开不见面或者采取在乳房上擦诸如辣椒、黄连水等不太友好的断奶方式。这样不但使妈妈心中充满愧疚，还会使宝宝心生恐惧与不安。科学的离乳是循序渐进的，是离乳而不是让妈妈和孩子分离。

断奶的方式可能不尽相同，找到最合适的才是最好的，概括起来主要包括以下 7 个方面。

（1）逐渐减少亲喂次数，至每日亲喂 1~2 次再离乳。

（2）定时提供食物和水，不让宝宝饥渴。

（3）采取不频繁喂奶也不拒绝孩子的策略。

（4）改变日常作息，远离吃奶环境。如妈妈避免在宝宝面前换衣服，不在经常吃奶的地方（如床上）玩耍。

（5）早于吃奶时间提供替代品。提供替代品不限于提供食物，还包括玩玩具、做游戏等可以转移宝宝注意力的方式。

（6）推迟哺乳时间，哺乳间隔逐渐拉长。

（7）缩短哺乳时间，让宝宝逐渐适应。

断奶以后要科学回奶和排残奶。科学合理的回奶方法，有助于预防因回奶而引起的乳腺炎，也有助于孩子平安度过断奶期，从而预防孩子在断奶期出现疾病。

科学的回奶方法应注意以下 5 个方面。

（1）在准备给孩子断奶之前 1~2 个月，产妇就要开始逐渐减少给孩子喂养母乳的次数和量，逐渐用配方奶粉或辅食代替母乳。

（2）产妇应适当减少与孩子密切接触的机会，尽量减少高油脂食物的摄入，可以在医生的指导下考虑饮用麦芽水或适量服用维生素 B_6 帮助回奶。

（3）产妇平时应注意做好乳房部位的护理，不要穿过紧、过窄的内衣，不要揉搓、压迫刺激乳房。应经常清洗和热敷乳房部位，预防乳房内乳汁淤积和感染。

（4）如果停止哺乳后乳房胀痛，可以通过吸奶或手挤奶的方式排出部分乳汁，缓解乳房压力，预防乳腺炎，达到不疼不胀即可。不建议"排空"乳房，那样只会刺激泌乳，使乳腺组织延迟"退休"。

（5）一般循序渐进地离乳不需要特殊的回奶方法。如果有时确实需要快速停止泌乳，医生会建议产妇减少液体摄入量，乳房外敷芒硝，口服溴隐亭药物，直接抑制泌乳功能，或者使用一些回奶手法。

女性断奶后该如何减肥呢？主要包括以下3个方面。

（1）因为不再哺喂宝宝，所以女性在饮食和营养方面要有所调整。在断奶后的减肥期间，必须合理搭配食物，限制热量和脂肪的摄入。另外，多吃黄瓜和西红柿也有利于快速减肥，因为黄瓜中含有比较多的丙醇二酸，能有效地帮助人体抑制糖类物质转化成脂肪。

（2）可以采取运动减肥。运动是产后女性断奶后非常健康的一种减肥方法，同时还可以降低骨质疏松的发生风险。去健身房锻炼时，要选择一位懂得女性在复原期后运动需求的教练，经过教练的测试后，制订个人训练方案。在最初的阶段，不要太用力地训练，要先认真练习基础性动作，再逐步展开核心训练，循序渐进地练习，加速体内脂肪的消耗，达到较好的减肥效果。

（3）孩子断奶以后，需要多晒太阳补钙，所以妈妈带着宝宝在户外活动、散步，也是非常天然又有效的瘦身方法。

产后失眠

产后失眠是指产后出现睡眠障碍，包括入睡时间超过 30 分钟，夜间觉醒次数超过两次或凌晨早醒，睡眠浅、多梦，可有日间残留效应，如次晨感到头昏、精神不振、嗜睡、乏力等。

严重失眠可导致产妇机体免疫力下降，影响产后恢复，同时影响产妇的日常生活及工作，可增加患高血压、糖尿病、脑卒中、癌症等疾病的风险或加重原发病症。

产后失眠，与产妇体内激素水平、精神压力、饮食等多方面因素有关。产后女性在精神和心理上都比较敏感，产妇自身对压力的耐受力也会随之降低。另外哺乳期的情绪不稳、压力过大，夜间多次哺乳等都会加重产妇失眠的情况，产妇自身对压力的调适以及家人的体贴与关怀，对于稳定产妇的情绪十分重要。产后女性可以适当地多吃一些有助于提高睡眠质量的食物，比如富含维生素的食物、富含色氨酸的食物以及富含钙的食物。培养良好的生活规律是治疗失眠症的关键。

如果持续性失眠，可以考虑从以下 3 个方面改善。

1.运动起来

运动是让身体更健康的有效方法，在这里需要强调的一点是，运动是为了让身体更好，而不是治愈失眠。运动并不能让失眠完全好起来，如果抱着运动一定就会睡着的想法可能会走入另一个极端。运动并不能治愈失眠，但却能让你的身体更强壮，心情更愉悦，也更容易获得相对好的睡眠。尤其是跟着音乐节奏进行有氧运动，会让心情变好，焦虑的状态就会减少，有助于失眠的改善。

2.停止抱怨

许多失眠的人喜欢向周围的人诉说失眠的痛苦，讲述睡眠的糟糕。这其实是一种错误的做法，除了让你对失眠这件事情更加关注外，周围还会形成负的能量场。他们知道你失眠，往往第二天总会问你："昨晚睡得怎么样？"而且说多了你会发现，你向别人提起这件事情，但并不会得到太多的帮助。

3.药物辅助

如果是生产之后出现失眠，那么患者具体要吃什么药物一定要结合患者的具体情况来确定。有一些失眠的患者是因为长期带小孩比较劳累，睡觉时一直处于浅睡眠状态，睡眠质量比较差，对于这些患者来说单纯应用药物治疗效果不佳，患者平时一定要多注意休息，避免情绪的激动和精神的紧张。如果是产后出现焦虑和抑郁等情感障碍，导致患者出现失眠，那么这些患者可以在医生的指导下运用一些调整情绪方面的药物。

营造有利于睡眠的环境

睡眠对于一个人来说非常重要，它占据了我们整个人生 1/3 的时间。睡眠如果不好，身体又怎么进行康复呢？睡眠好不好不是看睡眠时间的长短，而是看睡眠的质量。在《斯坦福高效睡眠法》一书中提到，健康的睡眠有 5 大使命：

1. 让大脑和身体得到休息

我们的交感神经在白天忙活了一天，到了晚上的时候，要让交感神经休息一下，让副交感神经来接手，让它来掌管你的呼吸、心跳和律动，这时候你的身体才能得到良好的休息。

2. 整理记忆

当我们白天学了那么多的知识以后，晚上在睡觉的时候，这些知识才能够扎根于我们的脑海当中，所以良好的睡眠质量和时长有助于我们提高学习效率。

3. 调节激素的平衡

我们所说的变胖、变瘦，以及糖尿病、高血压和睡眠是有关系的，充足的睡眠可以缓解内分泌紊乱。

4. 提高免疫力，远离疾病

我们的免疫系统需要通过睡眠进行修复和调节，你不能让整个身体时时都处于亢奋当中，那样你的免疫系统会紊乱。

5. 排出大脑中的废弃物

我们的大脑当中浸润着脑脊液，大脑白天会产生很多没用的垃圾，这些垃圾会通过脑脊液在晚间大量地排出。

如果一个人长期晚上缺乏睡眠，不但精神会变得萎靡，脸色会变得难看，记忆力也会严重下降。如果想要瘦身和减肥，更要保证充足的睡眠，否则会导致激素水平失去平衡，脂肪代谢变慢，导致变得更胖。

检验睡眠质量的好坏可以看第二天的表现，看精力是否旺盛，大脑是否活跃，有没有一个劲儿地打哈欠。

睡眠就像空气、阳光、水分一样，是人体不可或缺的"营养"。人生 1/3 的时间是在睡眠中度过的。足够和高质量的睡眠是人类所必需的，睡眠质量差可诱发多脏器疾病，严重威胁人类健康。美国的一项研究发现，睡得太多或太少都会增加发生糖尿病和心脏病的风险。所以，如果你的睡眠质量不高，可千万不能忽视。

造成失眠的原因有很多，有些是生理原因，有些是心理原因，但不管是什么原因造成的失眠，最终导致无法入睡的直接因素都表现为神经和身体的紧张。因此，在入眠前让身体和神经获得充分的放松，对于获得良好的睡眠非常重要。要想获得良好的睡眠，离不开舒适的睡眠环境。

产妇作为一类特殊人群，对睡眠的要求比普通人更高，因为产妇白天还要照顾和哺喂宝宝，如果睡不好会导致精神不佳、情绪不好，甚至奶水也会受到影响。所以，产后妈妈的房间一定要整洁、舒适，这样才有利于产妇身体的康复和良好的睡眠。

良好的睡眠环境应具备软硬适度的床垫，适宜的卧室温度和湿度，尽量避开噪声，保持室内空气流通，保持一个良好的情绪环境等。具体包括哪些内容呢？主要有以下5个方面。

1. 选对床上"健康三件套"

软硬适度的床垫，高矮合适的枕头，厚薄适宜的被褥，使整个身体放松地躺在床上，颈椎和脊柱也在合适的高度下得到很好的缓解和放松，有助于睡眠。对于夜里需要喂奶的妈妈，婴儿床可以挨着妈妈的大床，但最好不要让宝宝和妈妈睡一张床，虽然睡在一起喂奶方便，但妈妈由于担心睡得太沉会压着宝宝，或者担心被褥盖住宝宝的口鼻，会睡得不踏实，影响睡眠。

2. 保持适宜的室内温度

过冷或过热都会影响睡眠，尤其是头部不能太热，要选择透气性好的枕头。卧室温度控制在22℃左右即可，温度偏低更有利于入睡。

3. 设置合理的室内光线

卧室的光线会影响大脑褪黑素的分泌。人在睡眠时，明亮的光线会造成眼皮刺激，抑制松果体分泌褪黑素，因此，睡眠时室内光线宜暗，晚上尽量关灯睡觉。现代研究发现，强光对人的大脑会产生强烈的刺激，易导致大脑处于兴奋状态，同时还会刺激人的视网膜，使其产生神经冲动，导致大脑异常活跃，使人无法入睡。因此，卧室宜使用暗光、橘黄色的光线，若窗外光源较亮，可以采用遮光能力较强的窗帘，从而保证较暗的室内环境。

4. 选择合适的卧室

要选择阳光和朝向好的卧室。这样，夏天可以避免过热，冬天又能得到充足的阳光照射，使居室温暖。居室采光要明暗适中，最好有多重窗帘等遮挡物可随时调节采光。居室通风效果良好，不要靠近厨房等多油烟的房间。保持室内空气流通，人在睡眠的时候呼吸会变缓，如果睡眠环境密闭的话，二氧化碳的浓度就会升高，对身体不好，也会影响睡眠质量。

5. 保持良好的情绪环境

睡前如果心情愉悦，那么就会带着这种好心情很快入眠；反之，睡前如果有不良情绪或和别人闹别扭，就会让心情变得糟糕，有些人会钻进这种糟糕的情绪里出不来，自然会影响睡眠质量。可尝试睡前冥想，这是提高睡眠质量的一种比较有效的方法。

闭上眼睛，让心感觉到自己的安静状态，就能很快轻松入眠。冥想不仅是让身体放松，重要的是让心灵能得到一个休息的空间，还可以借助音乐等工具，让自己处在一个完全放松的环境，这个时候的你心中只有优美的音律在跳动，又怎么会心存烦恼，胡思乱想睡不着呢?

　　深呼吸，呼出对别人的不满情绪；默念需要感恩的人或事，让正能量回输到心里，告诉自己，明天的事情明天去面对，今天最好的事情就是睡觉。

第八章
产后修复的科学运动

适量运动养身更养心

　　人是需要运动的，坚持运动对我们有诸多好处，可以说既养身体又养心。坚持循序渐进式的运动带来的好处是能控制体重，保持良好的身材。同时，研究表明，经常运动和不运动的人，有明显的不同。爱运动的人能够有效提高睡眠质量，坚持运动是一种既经济又便捷的改善身心健康的方法。

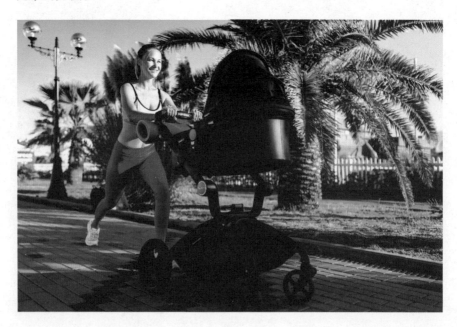

运动能够燃烧脂肪、消耗热量，因此能够达到有效减脂的效果。同时，经常做一些力量型的运动，则可以增强新陈代谢，加快热量消耗，让整个人变得更加健美阳光。

可见，对于产后女性来说，没有比运动更好的塑形方法了。因此，产后女性可以根据自己的身体状况选择不同强度和形式的运动，以达到产后修复的目的。

事实上，运动不仅可以使我们身体康健、体形健美，而且还具有以下 3 个方面的作用。一是运动可以帮助我们减少生活中的负面情绪，如精神紧张、焦虑等，使我们保持良好的精神状态，有利于身体释放更多的内啡肽，这可是人快乐的源泉。二是运动是最好的预防和缓解阿尔茨海默病的方法。运动可以增强脑细胞活力，让大脑变得更加灵活和敏捷，思维活跃，从而大大降低患阿尔茨海默病的概率。三是运动能够减缓衰老。运动不仅能让人的血管变得更加强健，还能调节血糖，让人的各个器官健康、有活力，从而让人显得年轻，精气神十足。

既然运动的好处这么多，那么哪些运动适合产后恢复呢？主要有以下 7 种。

1. 慢跑

跑步属于运动中最经典、最常见的项目。对于产后待恢复的女性来说，可以选择户外有氧慢跑，也可以选择在家里的跑步机上慢跑。但需要注意的是，跑步一旦开始，就要长久地坚持下来。长期坚持跑步，不仅可以让人拥有匀称的四肢、健美的体态，还可以让人的精神面貌焕然一新。

2. 散步

散步是一项简单的可缓解身心压力和瘦身的运动方式。散步的形式可以多种多样，带娃晒太阳属于散步，约闺密出去逛街也属于散步，再或者选一个空气好的地方慢慢走走看看都属于散步。散步不仅可以让人身心愉悦，还能消耗脂肪，锻炼腿部肌肉。

3. 跳舞

跳舞是在优美的音乐声中进行的一项自然而然的运动。对于产后身体待恢复的女性而言，报个舞蹈班是个很不错的选择，既能放松心情、陶冶情操，还能瘦身。快节奏的舞蹈，如肚皮舞等，可以消耗大量脂肪；而慢节奏的舞蹈，如芭蕾舞等，则可以在优美舒缓的音乐中让人轻松瘦身。总之，跳舞是一项不错的适合女性产后恢复的运动。

4. 拉伸运动

拉伸运动不仅可以让身体充满韧性，四肢变得修长，还能促进全身经络的畅通，防止肌肉僵化。因此，产后女性在身体恢复的过程中，一定不要忘记做拉伸运动。一般常见的拉伸运动是瑜伽，它以见效快、安全性高等特点深受众多女性的喜爱。

5. 腹式呼吸运动

身体呈仰卧位，两臂伸直放在体侧，有意识地进行腹式呼吸，深吸缓呼，吐出浊气，纳入新鲜空气，在一呼一吸之间让心情变得不再浮躁，内脏也会在深深的呼吸中得到按摩。

6. 胸部运动

首先身体平躺，手平放于身体两侧；然后将两手向前直举，双臂向左右伸直平放，而后上举至两掌相遇；最后将双臂伸直平移回前胸后归位。如此重复 5~10 次，注意动作要缓慢。坚持做胸部运动可以使乳房恢复弹性，防止乳房松弛下垂。此外，也可以采取站立姿势，做一些手臂高举、上下左右摆臂或扩胸运动，或者双手交叉反转掌心举过头顶，向高向远推送，充分拉伸腋窝，可疏通腋下淋巴，促进胸部组织活力。

7. 臀部运动

身体选择俯卧姿势，将一腿抬起，使足部贴近臀部，然后腿伸直放下。左右腿做交替动作，重复 10~15 次，每日 2 次。该动作有助于臀部和大腿肌肉恢复良好的弹性和曲线。此外，也可以选择跪坐姿势，双手叉腰推胯向前，收紧大腿根部，然后恢复跪坐姿势。

凯格尔运动

什么是"凯格尔运动"呢？"凯格尔运动"又称为骨盆运动，于1948 年由美国的阿诺·凯格尔医生公布。凯格尔运动的核心是重复缩放部分的骨盆底肌群，以增强肌群的力量，从而使之更好地支撑子宫、双附件、膀胱、小肠及直肠等盆腔器官，进而改善产后尿失禁等问题。

对于女性来说，孕期和产后都适合做凯格尔运动，这两个时期也是尿失禁的高发阶段。做凯格尔运动时，站、坐、躺均可，初学者建议以躺姿为主。

那么，新手如何做凯格尔运动呢？一般包括以下 4 个步骤。

第一步，排空膀胱。

第二步，感知盆底肌。

凯格尔运动成功的第一步，是发现和确认盆底肌，盆底肌是环绕在阴道和肛门周围的肌肉群。如果不是很确定，可以在小便的时候尝试憋住流动中的尿液，如果尿流中止了，那么恭喜，你已经找到了自己的盆底肌。要注意此方法不可用于锻炼盆底肌。

第三步，收缩盆底肌。

首先排空小便，选择自己感觉舒服的体位，坐或站都可以。然后收缩盆底肌，这时应该能够感觉到盆底肌的收缩和上提。保持收缩，最好能坚持 10 秒，如果有压力，可以先坚持 5 秒或者 3 秒，10 次一组，一天 3 组。需要注意的是，在收缩盆底肌时，腹部、大腿和臀部的肌肉要放松，并保持呼吸顺畅，不要刻意屏气。

第四步，放松盆底肌。

在每一次收缩盆底肌之前，都应该先放松盆底肌。放松盆底肌，应该能够感受到盆底肌的下降和伸展。深呼吸并充分放松盆底肌，为每一次收缩做好准备。

凯格尔运动不像其他运动，必须有一个场地，或者专用的器械或垫子，这项运动不受这些方面的限制，不需要刻意选择场所，也不需要大张旗鼓地练，只要掌握了正确的放松和收缩盆底肌的方法，就可以随时随地进行凯格尔运动的练习了。比如，上班时的空闲时间、等公交车的间隙，或睡前等都可以悄悄地进行。

凯格尔运动看似简单，但不少人做起来却不得要领，感觉做了没有效果。之所以会这样，主要原因有二：一是没有掌握正确的发力点，即运动不得要领；二是运动缺乏持续性，没有坚持做运动。下面列出了一些做凯格尔运动时常见的问题及解决方法供大家参考。

问：凯格尔运动躺着练习和坐着练习哪种姿势更有效？

答：无论躺着还是坐着，甚至站着或跪着练习凯格尔运动，只要调动起了盆底肌，使其正确发力，都可以达到锻炼效果。

问：在做凯格尔运动时，如何做到让盆底肌正确发力而不让肚子跟着一起用力呢？

答：没有掌握凯格尔运动要领的人，往往在收缩盆底肌的时候会发现肚子跟着一起用力，无法区分是腹部用力还是盆底肌用力。最简单的方法，可以将手放在肚子上，感受肚子是不是会跟着盆底肌一起收缩。如果是腹部在用力，而盆底肌没有发力，应该有意识地控制腹部用力，把全部发力点集中在盆底肌。

问：凯格尔运动每次是做得越久越好吗？

答：任何一项运动都要适度，不要一次性过量练习，而需要坚持下去。凯格尔运动更是如此，不需要一次练好几个小时，而是需要长期坚持下去，这样才会有效果。坚持练习 3 个月的时间，才可能收到比较明显的效果。

问：每次盆底肌坚持收缩的时间都不足 5 秒怎么办？

答：盆底肌之所以要进行锻炼，就是因为使不上力。我们要明白，盆底肌训练是一种阶梯式的训练，所以最初的时候不要为难自己，如果坚持不了 5 秒，就先从坚持两三秒开始，慢慢肌肉力量上来了，再坚持 5 秒、10 秒，盆底功能也会逐步增强。

问：产后 3 年了，此时再做凯格尔运动还来得及吗？

答：凯格尔运动虽然在产后越早进行对身体的恢复效果越好，但其也是一项长期的运动，不受时间的限制。因此，如果产后第一年没有开始做，3年后做依然来得及。此外，凯格尔运动还可以在更年期做，只要正确锻炼并持续进行，同样可以对盆底肌的恢复起到作用。

问：感觉做凯格尔运动的时候无法正常呼吸怎么办？

答：最开始做凯格尔运动的时候，人们的体验往往是收缩盆底肌的时候不会呼吸，甚至有的人一直憋气。其实大可不必，在训练的时候可以正常呼吸，不用刻意憋气。对于初学者而言，刚开始做到正常呼吸比较困难的话，可以先找到盆底肌，能够正确收缩盆底肌后，再慢慢调整为正常呼吸。

问：凯格尔运动与生物反馈疗法哪个效果更好？

答：生物反馈疗法在盆底肌的治疗与恢复上比凯格尔运动更有优势。首先，该疗法有训练参照模板及语言指导，人在进行电或磁刺激时可以在设备上看到自己的盆底肌训练是否正确。其次，盆底肌较为松弛或者年龄较大的患者对于盆底的感知较弱，此时就可以通过被动的电或磁刺激来唤醒本体感觉，可更好地帮助患者找到盆底肌，并且刺激的强度也是可以通过设备进行调节的。不过，生物反馈疗法虽然有诸多好处，但凯格尔运动在简便、实惠、易操作方面比生物反馈疗法更有优势。比如，凯格尔运动在家就能进行，可以节省不少支出。由此可见，凯格尔运动可行性比较高。

产后瑜伽与冥想

以前人们提到瑜伽的时候，常常主观地将它与神秘、宗教、修行等联想在一起。目前，随着人们对瑜伽了解的不断深入及瑜伽应用领域的不断扩大，其已经成为产后康复运动的必备项目。

瑜伽不仅可以修心，还可以养颜。练习瑜伽的最高境界应该是：内外兼修、身心合一、心静生慧、身如行云。

我们的身体与心灵有着高度的关联性，当内心安定且舒畅时，身体自然就会安定舒畅；相反地，当内心感到不安和紧张时，身体的肌肉就会变得紧张和僵硬。所以在瑜伽的世界里，我们可以反向操作：先尝试使肌肉放松，只要肌肉放松了，内心自然也就放松了。另外，练习瑜伽还可以保持身体的柔韧性和灵活性，提高心脏的承受能力，改善血液循环和失眠等症状。

瑜伽的呼吸法可以调控大脑，体位训练可以改善身体和心智，而冥想则能让意识觉醒。当瑜伽的呼吸、体位、冥想技法在练习中达到高度统一时，个人的心灵便完全处于和谐圆满的状态里，内在的爱与慈悲和生命的能量也会越来越强大。如此，人便会呈现生命中最美的自然形态。

对于产后女性来说，瑜伽的练习虽然不需要固定的场所，但还是需要有专业的导师给予正确的指导。产后女性在练习瑜伽时，要让身体处在一种自然的状态，想做什么就做什么，身体想怎么动就怎么动。当一群人一起练习时，可以围成一圈坐着冥想，瑜伽老师用语言引导，每个人平静地由浅入深地呼吸，感受身体最想要反映出的状态和最想做的动作，然后就让身体做出想要的反应和动作即可。

在环境、语言引导等条件的结合之下，即便你不是瑜伽高手，简单的站、蹲、躺和侧卧也会有神奇的作用，也就是说，任何一个动作都会成为你最放松的姿势。只要能保持觉察，意识专注，那么我们生活中所做的每一个动作都可以是瑜伽的体位，随着时间的推移，瑜伽就可以成为人们健康和谐的生活方式，帮助人们放弃那些对生命健康有害的习惯及不良的行为。

所以，瑜伽是一种生活方式，也是产后康复最好的运动之一。

通过对瑜伽哲学的体悟，女性可以内外兼修，在柔软中变得强大，在纷杂的现实生活中活出真我本色，绽放生命之美。

其实，人的生命本身就是一个修炼的过程，外在的美需要内在能量去支撑。而瑜伽运用呼吸冥想的方式，将人体内在的情绪垃圾和阻滞一一清除，因而具有减压和美容的效果。

女人的美丽是由内、外两个方面组成的，外在美需要内在美的支撑，内在美也需要通过外在美来展现。而内在美借助瑜伽的哲学体系可以获得更广阔、更圆融的支撑，通过借助瑜伽的体位练习和正确的冥想，来达到由内而外的舒展，最后让身心都得到滋养，从而让人变得更加健康。

轻歌曼舞打造好身材

产后女性的身体还不能像正常人那样可以参与高强度的运动，除了前面提到的瑜伽和凯格尔运动之外，还有一种适合产后女性的运动，那便是跳舞。无论是广场舞，还是专业的拉丁舞、芭蕾舞、肚皮舞等，都可以成为产后女性塑身的选择。

产后6周，新妈妈的月子期基本宣告结束，身体终于获得"解禁"。这个时候，喜欢跳舞的女性不妨来点音乐，跟随节拍，拉丁舞、肚皮舞、爵士舞，想跳哪个就跳哪个，既能放松心情，又能让全身活络起来。跳舞过程中有很多扭腰、摆臀、抖肩、屈膝等的动作，其摆动幅度大，几乎可以锻炼到身体的每个部位。在载歌载舞中，一条新的燃烧脂肪的通道就被打通了。不过，妈妈们开始跳舞时，要先从慢动作开始，待熟练后再加大动作幅度。剖宫产的女性最好产后3个月后咨询医生的意见再选择是否开始跳舞。

对于产后女性来说，跳舞不仅可以减肥瘦身，还可以让身体变得更加健康。每天坚持跳舞，可以成功燃烧身体的脂肪，帮助身体排出毒素和垃圾，达到排毒养颜的效果。

跳舞的好处如此之多，那么跳舞过程中所做的各个动作的作用是什么呢？主要列举如下。

扭腰：瘦腰部、腹部；

摆胯：瘦胯、大腿、臀部；

抬手、耸肩：瘦手臂、肩背，紧致胸部；

走跳：瘦臀腿、提升心率；

……………

在欢快的音乐中，不知不觉就消耗了身体的脂肪，并且心情愉快，感觉不到累。另外，跳舞还可以帮助产后女性减轻或避免抑郁，主要表现在以下 4 个方面。

（1）通过群体动作，帮助产后女性走出个人的封闭圈，创造强有力的社会和情感纽带，使其能够感受到与他人在一起的快乐。

（2）通过有节奏的动作，帮助产后女性去除肌肉的紧张感，减轻焦虑，提高活力。

（3）通过自发性的动作，帮助产后女性认识自我，对自己的情感建立信心，并最终充分地接受自我。

（4）通过创造性的动作，激励个人化的表现，启发产后女性尝试新的思维方式和行为。

在西方，舞蹈治疗已经被证实是一种特殊、有效的心理治疗方式。

当利用传统的心理治疗途径难以用语言方式接近和治疗病人时，舞蹈治疗无疑是一种很好的选择。

那么对于产后女性来说，主要有哪些可选的舞种呢？主要包括以下3种。

（1）芭蕾舞。芭蕾是一种形态优雅的舞蹈，有着悠久的历史。它可以帮助人塑造完美的曲线，进而也使人浑身散发出优雅的气质。为了满足众多女性朋友的需要，现在还有专门的成人芭蕾舞训练班。优雅的举止、完美的形体，通过跳芭蕾舞，女性不仅可以收获快乐，还可以拥有美丽窈窕的身材。

（2）肚皮舞。一提到肚皮舞，大家可能都会不约而同地想到一个女子在抖腰晃臀。其实，产后最让人头疼的莫过于腰间赘肉增多，而肚皮舞恰恰是针对人的腰部而进行的运动，可以为你打造纤纤细腰。并且跳舞时腰部在不停抖动的同时，臀部多余的脂肪也会因此而不停地运动，从而使脂肪得以燃烧，塑造出曲线优美的臀部。

（3）健身操。健身操是一项体育运动，同时也可以算是一种舞蹈。健身操与芭蕾舞及肚皮舞相较而言较为简单易学，没有过多烦琐的动作，可以很轻松地完成。健身操是一种全身运动，可以使身体各个部位的脂肪得以燃烧，让人拥有一个好身材。

普拉提塑身

普拉提是由德国著名运动康复专家约瑟夫·普拉提（1883—1967年）创立并推广的一种加强肌肉力量、提高身体柔韧性和协调能力、改善身体姿态以及促进人整体健康的锻炼体系。这种独特的锻炼体系强调核心的重要性，通过有意识地控制身体，保证正确的肌肉募集次序和骨骼排列，集中注意力于动作的细节，并配合有针对性的呼吸模式来提高练习者的整体健康。

普拉提比较注重的是能量训练，姿势节奏感也较为清爽，对人体每个位置要达到的能量训练标准要求很高，尤其是对腹部、胳膊、腿部力量训练有较大的帮助，因此如果想减肥瘦身，普拉提运动是个非常好的选择。普拉提的动作丰富多彩，其中不乏局部瘦身姿势，可以对身体的每个部位进行锻炼，使身材曲线更加凹凸有致。与瑜伽相比，普拉提的动作偏力量型。通过普拉提训练，可以提升每一块肌肉的控制力，尤其是深层肌肉，促使肌肉更有延展性。

普拉提与瑜伽的不同之处主要包括以下两个方面。

（1）呼吸不同。无论是普拉提还是瑜伽，都很注重呼吸。普拉提是用鼻子吸气，嘴呼气，多采用腹式呼吸法、肋间呼吸法等。瑜伽的呼吸是通过鼻子吸气和呼气，大部分采用腹式呼吸法、胸式呼吸法、完全呼吸法等。

（2）练习的侧重点不同。瑜伽侧重于身心的结合，柔韧性和拉伸练习较普拉提而言多一些，通过身心相结合的瑜伽体式练习达到身心平衡的境界，从而减少压力，释放情绪。普拉提则注重核心和控制力的训练，以及动作的整合能力、肌肉关节的和谐对位，通过深层肌肉的练习来改善姿态，美腿塑形。

普拉提的具体作用和特点主要表现在以下 3 个方面。

1. 提高人的整体健康

普拉提是一种矫正身体姿态和提高身体协调性的锻炼，通过有意识地控制身体，保证正确的肌肉运动次序，集中注意力于动作的细节，并配合有针对性的呼吸来提高练习者的整体健康水平。

2. 具有预防和康复的双重作用

研究表明，健康的肌肉是身体核心收缩先于四肢的运动，腰背痛的人往往是其身体深层核心部位较慢被激活参与运动中的缘故。在练习普拉提动作的时候，身体内的核心肌群和神经、血液细胞被激活，能够起到滋养身体，使产妇身体加速康复的作用。

3. 适合各个年龄段

相对于其他很多运动，普拉提更安全，冲击力更低，适合各个年龄段以及不同健康状况的人群。由于普拉提更关注如何改善身体各个部位的整体运动模式，所以练习者在日常生活中就能感受到它的益处。

规律性练习普拉提是很多人的瘦身法宝，它能够让人的肌肉变得更加有力却不失修长有形，尤其对腰腹、臀部线条塑形效果显著。很多明星都一直坚持练习普拉提，以保持傲人的身材。

普拉提之所以成为产后康复的主要运动项目之一，是因为强调核心训练的普拉提有助于产后松弛部位的收紧，对于产后恢复具有良好的辅助效果。很多明星在产后都选择普拉提进行练习，在产后恢复体形方面收到了惊人的效果。

选择普拉提练习的注意事项主要包括以下 6 个方面。

（1）练习时，最好穿宽松、舒适的衣服，脱掉鞋袜，因为练习动作基本上是在垫子上完成的。

（2）注意呼吸的深度，呼吸速度不宜过快，要与动作保持基本一致，切忌憋气训练。运动时呼气，静止时吸气，有助于缓解因肌肉用力给身体内部带来的压力。

（3）练习时，动作要缓慢，尽量延长肌肉的控制时间，从而消耗更多能量，以达到瘦身的目的。把握好姿态，尽量长时间体会动作带给身体的刺激。在做动作的过程中，腹部和躯干要相对固定。

（4）初学者每周练习 2~3 次为宜，动作根据自身情况而定。

（5）进行普拉提运动之前两个小时内最好不要吃东西，因为普拉提主要是靠腹部肌肉发力，起到稳定身体、协助身体其他部位完成动作的作用。如果运动前吃得过饱，有可能会产生胃胀等不适感，并且会影响腹部肌群的运动能力，滚动或腿部抬高的动作做起来会比较困难。

（6）练习过程中可以喝水，但要少喝、慢喝，不要喝太凉的水，因为这样会刺激心脏，增加身体负担。

产后游泳健身

游泳被称为"世界上最好的运动"。坚持游泳不仅对人的心、肺功能有很大的锻炼作用，而且还能加快人体热量的消耗，减少多余脂肪，促进肌肉发育，并增加韧带的强度。总之，游泳有很多好处。如果坚持有规律地进行游泳强化训练，那么几个月下来就能让人神采奕奕、精神焕发。

对于产后女性而言，游泳不仅可以达到快速减掉身体赘肉的目的，还能重塑身形，有助于体形恢复至孕前的状态。

产后女性应该等子宫和创口完全恢复以后，再开始游泳。另外，产妇的身体与普通人相比还是比较虚弱的，因此产妇应根据自身的具体情况及医生的建议决定是否游泳，即使游泳，每次游泳也不要过度，以自己的承受力为限，不可让自己太过劳累。

总体而言，产妇游泳需要注意以下6个方面。

（1）有炎症不要游泳。如果产妇有炎症，那就先不要游泳。

（2）空腹或饱腹后不宜游泳。饭前一小时或刚吃过饭等情况下最好不要下水游泳，以免影响内分泌及身体内环境，从而影响乳汁的分泌。

（3）游泳馆内的地面不要随便坐。一般来说，游泳的地方都是公共场所，人员较多。如果需要坐在池边休息，可以垫上自己的浴巾，避免阴部直接接触地面。

（4）选择干净卫生的游泳场所。产妇的抵抗力比较弱，因此，要选择卫生条件比较好的游泳场所。

（5）控制运动量。处于哺乳期的女性要格外注意，游泳的运动量不要过大，以免影响乳汁分泌量。

（6）游泳后要清洁身体。游泳后要尽快排尿、洗澡，进行清洁。冲洗身体的时候要特别注意清洗乳房，避免宝宝吸入泳池内不干净的水。此外，阴部的清洗也很重要，避免感染。

在健身房和在家锻炼

随着生活水平的提高，产后女性对自己的身材等方面有了新的认知和要求，许多人开始通过健身来改变自己。有的人选择专业的健身机构，有的人选择有资质的医院进行康复训练，还有的人因受限于时间或其他因素，直接选择在家里进行锻炼。不过不同环境下的训练方法和效果是不同的。

去健身房健身的好处主要有以下 3 个方面。

（1）专业的健身环境，可以让自己全身心地投入健身中。

（2）健身房的设备很全面，使用起来也非常方便，锻炼后能够达到较为理想的健身效果。

（3）在健身房里你可以认识很多志同道合的朋友，一方面自己可以得到来自朋友的有益的健身建议和帮助，另一方面适当的社交可以减少自己患抑郁症的概率。

在健身房锻炼的缺点是，有一定的时间和空间限制，另外一点就是费用较高。

在家锻炼的好处主要有以下 3 个方面。

（1）不受时间和场地的约束，可以随时随地打开运动 App 跟练。

（2）家里可以更自由随性，也比健身房更温馨、舒适。

（3）可以选择自己喜欢的私人教练，进行一对一康复锻炼。

在家锻炼的缺点是琐碎事多，容易被打断，如果自己不够自律的话，容易半途而废。

无论是在健身房还是在家里锻炼，都各有优缺点，产后女性可以根据自己的情况而定。但对于一些自控力不强的产后女性来说，健身房是个不错的选择。

如果是初次锻炼的产后女性，则建议先到健身房锻炼，或请专业的私人教练教授锻炼技巧，等掌握了一些要领后再选择在家锻炼。

当前，随着网络的发达，各种视频和健康信息的共享，在家锻炼和去健身房锻炼之间的壁垒正在一点点被打破，因此选择在哪里健身已经不是特别重要了，重要的是产后从适当的时间开始就要积极地去进行运动和锻炼，让自己拥有一个好的身体状态，改变那种"一次产后，一直产后"的不良体态。

对于产后女性而言，首先要深度认知自己产后身体的变化，把握产后康复的黄金期，从呼吸、盆底肌、腹直肌等主题入手，真正科学地进行产后康复训练，并取得切实的效果。然后通过强化锻炼，达到修复腰身比例、改变"妈妈臀"的效果，让自己因生产而变化的身体再美回去。如此，对女性来说，既承担了生儿育女的责任，又学会了关爱自己。

参考文献

[1] 马良坤.产后恢复·塑形 [M].青岛：青岛出版社，2021.

[2] 朴海善，潘淑均.产后母婴保健与健康管理策略 [M].北京：电子工业出版社，2020.

[3] 阿夫拉姆.产后身体修复计划 [M].庄仲华，译.北京：北京科学技术出版社，2020.

[4] 瑞恩.产后身体革命 [M].乔伊，译.北京：科学技术文献出版社，2017.

[5] 阿德勒.自卑与超越 [M].马晓佳，译.北京：民主与建设出版社，2017.

[6] 沈嵘，范健.实用产后康复 [M].北京：人民卫生出版社，2021.

[7] 西野精治.斯坦福高效睡眠法 [M].尹凤竹，译.北京：文化发展出版社，2018.